ちくま文庫

変動を生きのびる整体

気候、環境の変化を越えて

片山洋次郎

筑摩書房

目次

第Ⅲ章　〝身体が方舟になる〟　２０００年代の社会変動と身体

イラスト　わかばやしたえこ
（10、11、94〜95、113頁、151頁図⑮、156、174〜176、178〜179、214、216、220〜221頁）

その他のイラスト　著者

変動を生きのびる整体

気候、環境の変化を越えて

骨格背面図

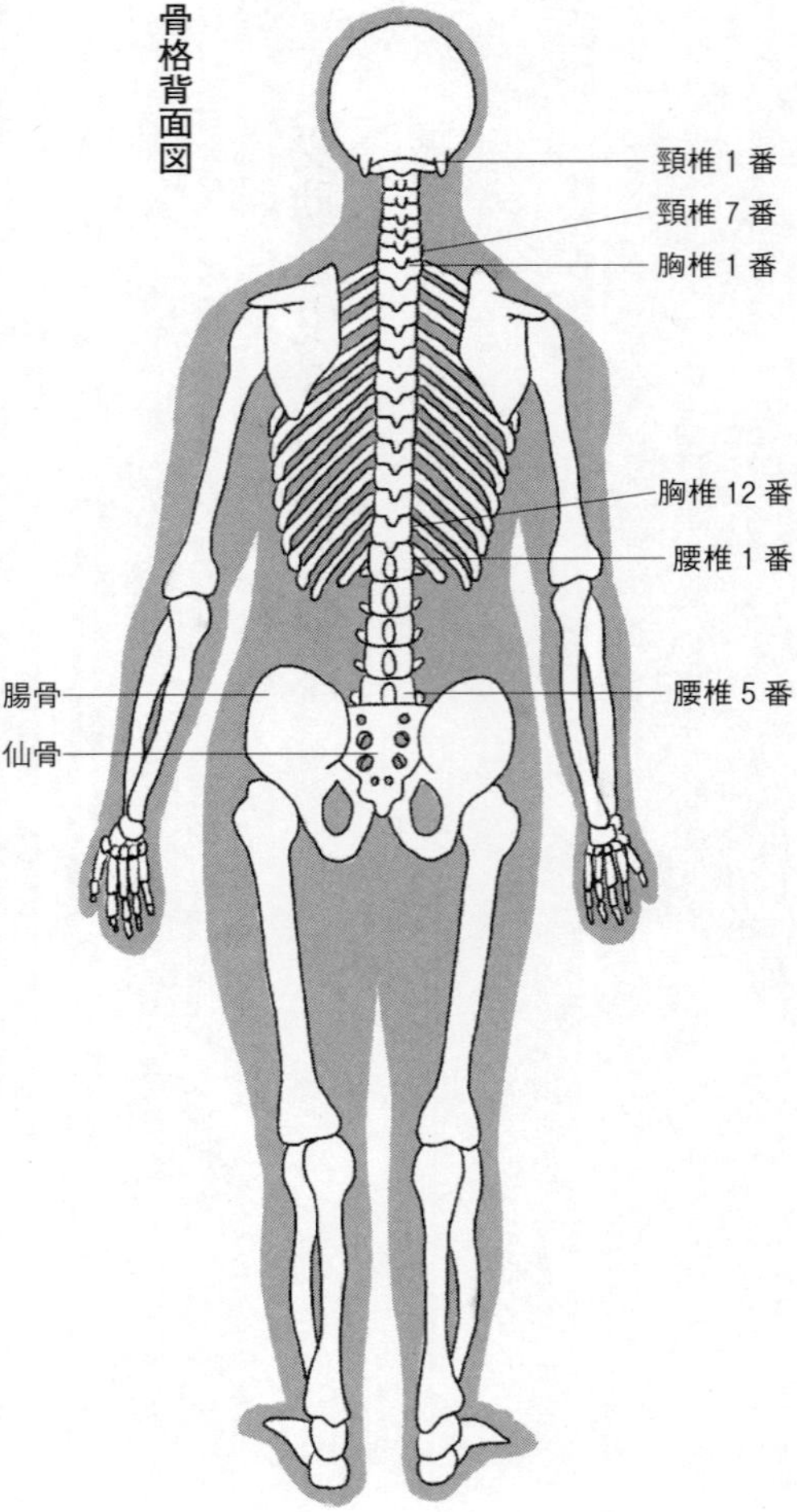

骨格側面図

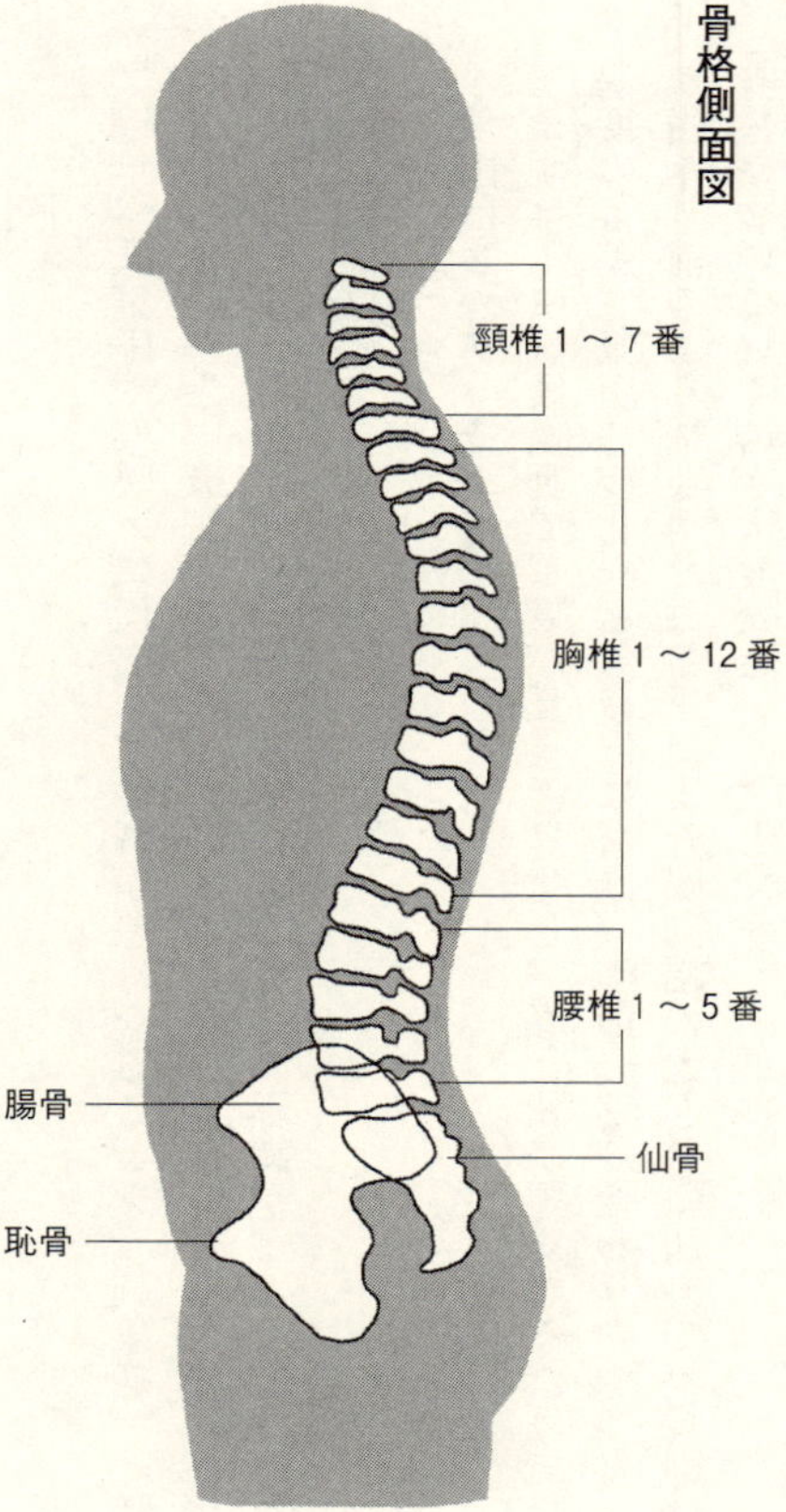

まえがき

近年、低気圧や寒暖差に反応して体調が悪くなることを「気象病」と呼ぶようになりました。昔から、天気が悪くなるだいぶ前から頭が痛くなるとか「古傷が痛む」という人はいましたが、今や天候の変化による身心の不調がどんどん身近なものになってきたことを意味しています。

理由は2つありそうです。

まず第1に気候変動で、夏が長く猛暑化し、春と秋が短くなるだけでなく、寒暖差、湿度の落差、気圧の変化なども極端になり、季節の移り変わりの中でも「季節外れ」が当たり前のようになったこと。つまり変動幅の大きさに加えて不規則性も激しく、身体がついていくのが大変だということです。

第2には身体の反応そのものが敏感になってきているということがあります。たとえば花粉症は「国民病」とも呼ばれるようになり、スギ花粉が増えたことが原因と言われてきましたが、それだけでなく身体の側の反応も過敏になってきているのです。並行して、同じく過敏な免疫反応であるアトピー性皮膚炎などもこの数十年の間に激増しました。

私は整体の現場で、50年近く季節的変化や社会環境の移り変わりに身体がどう応じるのかに注目しながら「整体観察」を続けてきました。

身体は環境に応じての感受性（どこがどのように敏感に反応して動くのか）を常に組み替えながら体調を保とうとします。

例えば気温の変動に応じて身体の一部が縮んだりゆるんだりして「歪《ゆが》み」が生まれますが、季節によって歪み方は変わっていきます。つまりバランスの取り方自体も移り変わるわけです。季節的変化の流れの中で見れば、身体が歪み、回復する過程で季節の変化に適応して、環境に馴染《なじ》んでいきます。

この能動的動きをほんの少しだけアシストして滑らかにする技術が整体、というわけです。

また自然環境だけでなく、この数十年のあいだに、社会環境の変化（とくに情報環境）に応じて身体の感受性が変わってきたことも「整体観察」の中で見てきました。

大雑把に言えば、身体の歪み方も歪みの感受性も、自然環境や社会環境の変化に応じて変わってきたわけです。

そこには身体自身がこれからの環境変動に向けて〝直感的〟にそして能動的に準備を重ねてきた軌跡が見てとれます。整体のメソッドもその中で生まれ、試行錯誤しながら再構成を繰り返してきました。

自然環境も社会環境も激動が続く21世紀ですが、大震災やパンデミックを経て環境適応への〝身構え〟が質的に大きく変わりつつあると思われます。

私たちの社会環境・インフラは、100年前の関東大震災や「スペイン風邪」のパンデミックの頃と比べると、飢餓や自然災害、また感染症を始めとする様々な病気から身を守り、安全を確保するために高度なシステムに成長してきました。

つまり100年前と比べるとはるかに安全な環境で生活しているはずなのですが、その社会環境を作り上げてきた莫大な生産力は、環境変動という、より大きな脅威も一方で生み出しました。また社会のインフラも便利で安全になるほど、生活者はその環境により大きく依存するようになり、結果として環境の変化に身心ともに敏感になります。いずれにしろどこまで行っても不安は大きくなる勢いなのです。

とくに2011年東日本大震災・福島第一原発事故以来、高度な社会システムに頼ってさえいれば安心という気分が薄れてきました。しかしまた一方で、身体も、「やられっぱなし」というわけではありません。身体自身が能動的に環境につながって生態系的に適応する自在な動きが生まれつつあると思います。

整体の実践的レベルでは、ごく手短に言えば、胸をうまくゆるめること（方法については第Ⅱ章で詳しく）と、身体の野生を再起動することが大切だと考えています。

これはいかなることか、これからの環境変動への身体の適応を私たち自身の手でどうアシストできるのか、この数十年の動きを振り返りながら見ていきましょう。

第Ⅰ章　１９７０～９０年代
情報化と出会った身体は

行き詰まる社会の薄明るいリアル
息詰まる胸が次なる時代を予感する

時代を生きる整体

「整体観察」50年　身体の上に時代の前線を見た

私の言う「整体観察」とは、もちろん科学的「生体観察」とは違います。整体の現場にある身体はただそこにあるだけではなく能動的に自らバランスを組み替える身体です。

私も整体を始めたばかりのころは、身体の歪みを手で矯正するのが整体の技術だと思っていました。そしてすぐにそれは違うと思い知りました。矯正するような外力を加えなくても、ただ触れているだけで身体が自らバランスを変える動きをするのです。場合によっては触れるか触れないかの〝出会い頭〟にフッと動きます。身体は人や環境とのあいだで、自らの〝判断〟で能動的に変化し続けているのです。

それは気まぐれな変化でもありません。基本的に身体にとって必要な方向へと動きます。術者側から見れば、「歪み」を矯正する方向に触れるよりも、「歪み」に沿うように触れたほうがスムーズに動くという法則性もあります。身体自身の調整の動きが停滞しないで滑らかであれば体調はいいのです。

この動きには大雑把に言って、どこが〈歪む⇅回復する〉という動きをするかという点と、その感受性の高さという2つの要素があります。

それを押さえた上で大きくまとめておきます。

第1に身体の側から見れば、この数十年間の質的変化は応答が過敏化したという点です。

第2に整体の実践的側面から見れば、胸をゆるめることがより大切になってきた点です。

とは言っても、何のことか分かりにくいですね。

紀元2000年をまたぐこの数十年のあいだの環境変化に応じて、身体は適応の質を能動的に組み替えてきました。整体の現場でこの手で〝触知〟してきた「身体の現代史」（大げさにいえば）と、これからの環境変動へ向けての動きについて解きほぐしていきたいと思います。

この間の社会の変化の中心は情報化・デジタル化ということでしょう。経済・仕事・生活のすべてにわたってITによって質的な変化が起きました。

その過程を身体の側の反応から見れば、感受性が〝過敏化〟したということです。

まずは1980〜90年代を中心に「整体観察」を通して観た社会と環境の変動を読み解いていきます。

変動への予兆の時代――1970年代

私が整体に出会った時代背景

1970年代半ば、私自身がひどい「ぎっくり腰」になったときに、近所の人から紹介されて初めて整体を受けることになりました。戦前から続く、オステオパシー（A・T・スティル〔1828―1917〕によって創始された代替医療。元々医師であったスティルが、メスメリズム〔磁気の流れで治療するという「動物磁気説」〕の思想を取り込みながら、解剖学的知見も含めて統合し、東洋医学とも通底する〝自然医学〟として確立）を取り入れたという戦前に生まれた「療術」でした。

施術を受けているうちに、自分でも〝できそうな気〟が湧いてきて、3ヶ月後には整体を〝する側〟になりました。整体については誰にも師事したことがなく、全く技術のない私ですから、最初の数年は、ほぼ無心に身体に触れるだけでしたが、勢いだけはあった気がします。最初は、ごく身近な人たちから始まって、人づてに訪ねてくる人が多くなっていきました。

それまでの経緯として、実際に整体を始める前から身体と健康への関心は強かったとも思います。一つには、父親が長年の糖尿病と、それに付随する多くの疾患に対して、あらゆる〝民間療法〟を試していたのを目の当たりにしていたことです（結果として良かったと思えるのは玄米菜食だけでしたが……）。

そしてもう一つ、時代の流れに押された面もあると思います。私が本格的に整体に関わるようになる前の70年代の時代背景について、少し触れておきましょう。

ある時、学生時代からの古い友人に「お前が整体をするようになったのも時代の流れだよ」と言われたことがありました。そのときは、私の整体へのかかわりは全く個人的な経緯で始まったと思っていましたので「そうかなあ？」と、やや疑問に思いました。しかし何か引っかかるところがあって、たまにその時のことを思い出していました。しかし70歳を過ぎた今振り返ってみると、少し引いて見られるようになったせいか、確かにそういう面があると思えるようにもなってきました。

１９７０年前後、私も世界的な学生運動やカウンターカルチャーの流れの中に確かにいました。政治運動の側面では、70年代初めに完全に行き詰まってしまいましたが、それは運動エネルギー全体の中での一側面だったと思います。70年、私が大学に入学したときには、60年代末のバリケードの中や、街頭での祝祭的盛り上がりはすでに終わっていて、その全盛期に参加していた多くの先輩たちの中では〝懐かしい話〟になっていました。運動の退潮の中で、政治運動としては一部が先鋭化し権力闘争に純化して行き詰まりました。政治運動以外の生活全体に関わる大きな広がりも、一時的に見失われたように見えました。

三島由紀夫が陸上自衛隊市ヶ谷駐屯地で自決した「三島事件」（1970年11月25日）の翌朝、駒場東大前駅の階段を下りたところで、正面の時計台に「追悼　三島由紀夫　東大全共闘」という垂れ幕が下がっているのが目に入りました。先輩たちに訊ねましたが、誰が垂れ幕を出したのか分からないと言うのです。しかしそれを外そういう動きもありませんでした。三島と全共闘系学生のあいだに、なにか共感に近い感情があったのだと思います。

私はなぜかこのときに〝反体制の祭りの終焉〟という感慨がなんとなく浮かんだのを思い出します。同時に、この社会・この世界が「このまま行ったらマズい」という、わけのわからない〝胸のつかえ〟が残ったのです。

身体だけがそこに残った

その後「連合赤軍」のように権力闘争に純化、過激化していったのは、とくに純粋で真面目な人たちだったと思います。どんな「正しさ」も真っ直ぐ突き詰めていけば、必ず「泥沼」にハマります。さらに閉鎖的組織の中での人同士の相互作用の中では、より過激な考え方に引っ張られやすいことも分かる気がするのです。私も偶然のきっかけや人間関係があったら、そういう方向に〝暴走〟した可能性を、完全には否定できません。

その一方、権力批判をする自分たち自身は一体どれだけ正しいんだ？　という自問、「自己否定」志向も生まれました。外向きの批判でなく、人種差別・民族差別や性差別を、〝する側の自分〟に対する内向的な批判です。私はこちらに傾きました。差別する側も、自身の内側を照らすことで、救済される可能性もあると思っていましたが、本当に純粋な人の中には、差別する側、優位な側にいる自分を全否定し、追い詰めてしまう人もいました。

〝外攻〟的な場合も、〝内攻〟的な場合も、純粋で鋭利な思考は〝暴走〟する可能性がある。このことはずっと私の中で尾を引いています。迷い続けた20代（70年代）、なんとなくですが、身体の言うことは信用していいのではないかと思い始めました。ほとんど社会的刷り込みのない、3歳以前の自分にもどっていけば、そこの自分は肯定できるのではと思いました。突き詰めて言えば「身体に訊け」ということです。

今振り返れば、権力と反権力、右と左、穏健と過激など、単純な図式から、実は多くのことが漏れ落ちていました。

21世紀の今、政治も思想の地図も、「右」「左」の見方そのものがよく分からなくなっていますが、その頃よりも今の方が分かりやすくなっている面もあります。性差別や民族差別、経済格差、環境問題など、むしろ目立つようになってきました。より本質的な権力関係は、むしろ〝当たり前〟すぎて気づきにくい身近なところにあったわけです。

とはいえ1960〜70年代の若者たちは、本能的に「このまま行ってしまっていいのか?」という世界の行方に対する疑念を感じていたのだろうと思います。同時に一方で「どんどん買ってどんどん捨てる」ことが経済成長になるという気分も併せ持っていて、矛盾のカオスの中にいたのだと、今は思います。それでも祝祭的運動エネルギーが燃え尽きた〝焼け跡〟に、種は蒔かれました。

70年代後半、政治的反体制という側面が剝がれ落ちてからは、生活や生き方の中での変革＝カウンターカルチャー的な流れが目立っていきました。社会制度や文化全般に関わるフェミニズムや、生活に関わること（有機農業、地方移住、生協運動、反公害、反原発など）や、身体や健康に関わること（自然食、野口整体、鍼灸、漢方、ヨーガなど）への関心が高まりました。

当時東京大学助手であった宇井純さんのように、70年以降も地道に反公害の自主講座「公害原論」（1970〜85年）を大学内で続ける、静かだが力強い動きもありました。当時は〝地味〟に見えましたが、水俣病などの市民運動も含め、こういうことの方がより本質的で、半世紀後の世界につながっています。

近代的な価値観よりも先住民的価値観、人工的なものより自然（エコロジカル）なもの、高度成長よりも低成長（循環型経済）という感覚も既に生まれていました。ローマクラブが1972年に発表した、第1回報告書「成長の限界」は世界的に注目されましたし、73年刊行の『スモール・イズ・ビューティフル』（E・F・シューマッハー）は、この時代の標語のように受けとられていました。今日目の前にしている、経済拡大の果ての環境破壊への予感はこのころすでにあったわけです。

無邪気な「明るい未来」への疑念は、『惑星ソラリス』（72年　タルコフスキー）の中に挿入された東京首都高の薄暗く無機的映像シーン、『時計じかけのオレンジ』（72年キューブリック）の荒廃した未来イメージにも表れていた気がします。

21世紀になると、20世紀のカウンターカルチャー的な価値観の中から生まれた「フリースクール」「フェアトレード」「自然エネルギー」、整体などの「民間療法」、「ボディワーク」も含めて、20世紀の社会で主流を占めてきた価値観とは違う道を示すものごとを、「オルタナティブ（代替）〜」と呼ぶことが多くなってきました。

20世紀には「新しい〜」「新〜」と言えば、〝古い〟ものよりも革新的でより良いもののイメージでしたが、21世紀には〝新しい〟ことが輝きを失い、これまでのシステムを革新する〝進歩〟的な道筋ではなく、〝別の道〟を探ることがより大切、という実感が強くなってきたのです。

〝息詰まる胸〟の時代がやってきた――1980年代

身体が社会の変動に敏感に応答し始めた80～90年代

〝前向きな身体〟の終わり

私が本格的に、整体を仕事として始めた1980年代は、俯瞰的に見れば、「先進国」の経済システムが大きく変わった時代でした。国営的、公営的な事業がどんどん民営化され、市場経済と自由競争の時代へと大きく舵《かじ》を切ります。イギリスのサッチャリズム、アメリカのレーガノミックス、企業や高所得者の減税と消費税化が進み、〝マネーゲーム〟資本主義に向かいます。日本では「中曽根行政改革」で電電公社→NTT、専売公社→JT、国鉄→JRなどの民営化が進み、自由競争経済が拡大しました。

経済に対する庶民感覚も大きく変わりました。産業社会から消費社会へ、「重厚長大から軽薄短小へ」と謳《うた》われ、金融の自由化から金融バブル・土地バブルを生むことになります。2000年代の新自由主義、自己責任論的風潮、格差拡大へ大きく踏み出しました。

人もマネーも情報も自由主義の風も、圧倒的加速度で世界を駆け巡るようになりました。89年には「天安門事件」、「ベルリンの壁崩壊」、といった時代を画する世界的事件が起きます。

このような時代の大きな変化の中、身体も環境変化に応答します。

整体現場に見えたアレルギー激増と胸の緊張

80年代、花粉症やアトピー性皮膚炎などのアレルギー症状を持つ人が加速度的に増えました。花粉症はアレルゲンであるスギ花粉が戦後のスギの植林奨励政策の結果〝大増産〟されたことが原因とも説明されますが、その後、ひどい花粉症だった人でも、だんだん症状が治まってきたり、あるシーズンから急に症状がなくなったりする例もずいぶん観てきました。妊娠出産を経て症状が軽くなる場合もありますから、ホルモンのバランスも含めて複合的なバランスが関係していそうです。

花粉の増加→花粉症の悪化という単純な因果関係だけでは説明がつきません。

免疫を抑制していた寄生虫が駆除されすぎた結果、免疫反応が過剰になったという「寄生虫博士」藤田紘一郎（1939―2021）の説（ヒトの体内に棲む寄生虫が分泌する免疫抑制物質と、宿主であるヒトの免疫機能のあいだで、歴史的に培われてきた体内の免疫環境のバランスが崩れた）もかなり説得力があります。

ただ２０００年代に入ると子どもたちのアトピーはあまり増えず、成人の割合が増えてきました。清潔化した生活環境以外にも要素がありそうです。

ちなみに１９６０年代の直前、小学低学年だった私は2年間ほどアトピー性皮膚炎の症状がありました。モーレツなかゆみの記憶は、今でも「かゆい話」を聞いただけで身体に甦ります。ただし、そのころはまだ「アトピー」は一般にはまったく知られていませんでした。二百数十人ほどの同学年の中で、自分だけ皮膚がおかしなことになっているのが不安で嫌だったのですが、私以外にもうひとりだけ皮膚が同じようになっている同級生を発見し、少しほっとした記憶があります。私と同じ環境で生活した7人の兄妹弟のうちでも、私だけがアトピーで、1歳のころは喘息もありました。つまり「アトピー」は、かなり少数派だったわけです。私の場合はアトピー体質の傾向が強かったのだと思われ、妻はまったく皮膚炎らしきものは経験したことがないのですが、子どもたち5人全員が幼児期（70～80年代）にアトピーを経験しています。私自身は20代と30代にも2回、1年間ほどアトピーが〝復活〟した時期がありました。

アトピーは80年代に急速に増え、90年代には「アトピー」という名称を誰もが知るようになっていました。２０００年代には幼児期にアトピー性皮膚炎を３人に１人ほどが経験すると言われるようになりました。

80年代には、私の整体の現場でもアレルギーを始めとする身体の過敏な反応と身体のバランスについて経験が蓄積されていきました。ここからは、整体の現場ではどう見えていたのか、振り返ってみたいと思います。

アトピーについて振り返ると、80年代半ば、とくに顔に強い皮膚炎症状が出ていた女子高生のことを思い出します。

胸をギュッと縮めたような姿勢で、顔が炎症で真っ赤になっていたせいか、ずっと俯《うつむ》きっぱなしで、一言も口をききません。それが最初の印象です。左右の肩甲骨のあいだの背骨の周りに触れると、硬く平べったくなっています。胸が前後から押しつぶされたようになっていました。

アレルゲンになりそうな食べ物や家の中のダニやホコリなど徹底的に排除する生活をしていました。それもかえってストレスになっていたようにも見えました。ストレスも胸を緊張させます。悪循環だったのでしょう。

その頃の私は、整体とは言っても、ほとんど技術らしい技術がなかったので、左右の肩甲骨のあいだにそっと手を触れていただけでした。しばらく手で触れていると、背骨が呼吸で大きく動き始めます。呼吸が大きくなるとともに胸自身が柔らかくなっていくのです。この胸の柔らかな動き＝深い呼吸と連動するのが背骨のボトム＝仙骨の動きです。仙骨の下半分のあたりに触れていると、仙骨が息を吸って後ろに、吐いて前に傾くように動き始めます。胸の緊張が強く呼吸が浅いと、仙骨は後ろに傾いて動きも固まり、逆に呼吸が深くなっていくと仙骨もよく動いて前に傾いていきます。

胸の真ん中で働く膻中穴《だんちゅうけつ》と胸椎5番

胸の真ん中のツボ、膻中【33頁図④】とその真裏の背中側の胸椎5番【33頁図③】は、身の周りの環境変化や脅威に反応してキュッと縮むような反応をします。例えば気温の変化にも真っ先に反応し、風邪やアレルギーのような免疫反応を起こすときにも、喉や皮膚の炎症と呼応して敏感に応答します。ここが硬くなっていると免疫反応が過剰になりやすく、炎症が治まりにくくなるのです【次頁図①②】。

膻中―胸椎5番が硬くなり呼吸が浅くなると、免疫系の働きが不安定になりやすくなるわけです。ここが硬直すると、免疫の応答↕解除の適正な働きが機能しにくくなるとも言えます。

この女子高生は、胸の弾力が回復するに従って、アトピー症状も少なくなっていきました。胸に弾力が生まれ広がりと厚みが出てくると、〝胸を張った〟姿勢になり、表情にも自信が表れ、ハッキリ言いたいことを言うようになりました。大学に入って

①弾力のある胸―生理的湾曲S字

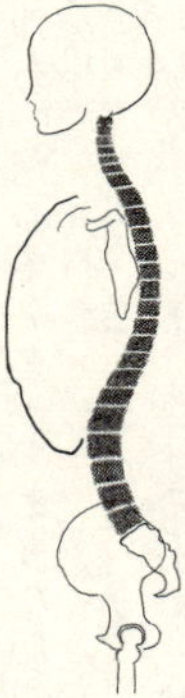

胸に弾力があると丸みと厚みがあって立体的（呼吸、深い）
首から腰まで背骨全体がS字カーブ（＝生理的湾曲）を描く　仙骨は前後に柔らかく動く

②硬い胸―胸椎5番―首緊張―仙骨後傾

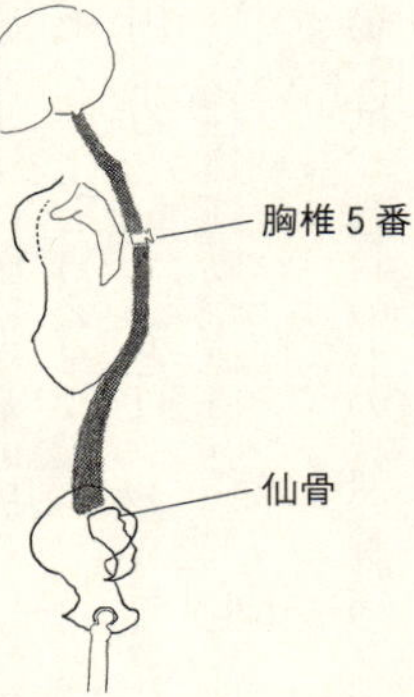

胸が硬く平板（呼吸、浅い）
胸の緊張が強く硬いと首も上背部も硬くストレート、全体的に平板
仙骨は後ろに傾き動きも硬い

から長期海外留学を決めたときには、初めて会ったときの印象と比べて、同じ人と思えないくらいになりました。

胸の真ん中（膻中穴）とその真裏の胸椎5番はもともと、とてもデリケートなところです。左右の肋骨のあいだのネクタイのような形の胸骨の真ん中の少し出っ張っている感じのところが膻中です【図④】。胸骨を上から下まで撫で下ろしてみると膻中のあたりが一番敏感なのが分かります。自分の手で自分の身体に触れてみると、手のひらの側の感触と身体が手に触れられる感覚との、両方があるわけですが、顔（特に唇）と、胸の膻中が、触れられる側の感覚が身体の他の部分と比べて圧倒的に敏感です。

つまり〝自分〟という身体感覚の中心とも言えます。自分と人とのあいだの距離感もここで測ります。例えば行列に並んでいるとき、前の人と距離が近づきすぎると、この辺りが圧迫感を感じます。膻中は身の周りの空気感、変化の予兆など、環境の微細な変化に反応するセンサーと言えます。

膻中―胸椎5番が固まるということは、脅威を感じて身を縮めたり、安全を感じてリラックスしたりという往復運動が硬直して、心理面では不安を抱え込んだままになりやすいということです。

80年代の整体の現場では、背骨の上の方の胸椎5番から首へ向かう棘突起《きょくとっき》際の筋肉に、強い緊張（左右の肩甲骨のあいだが平べったい、あるいは凹んでいるような印

③胸椎5番を中心に硬く呼吸が浅い胸（背面）

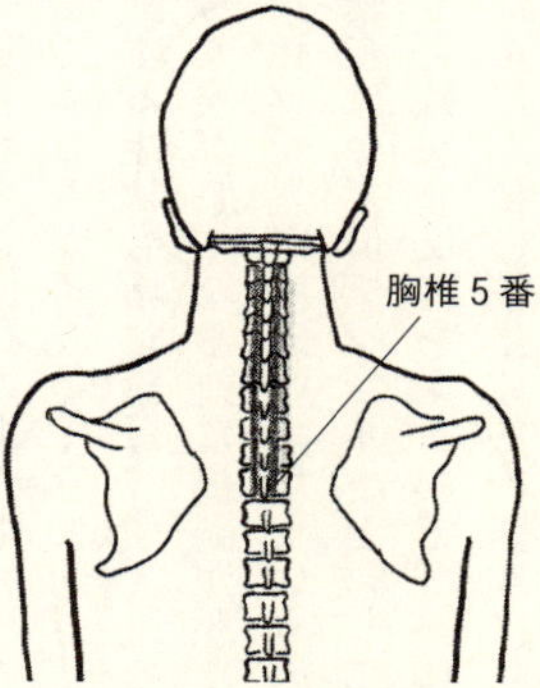

胸椎5番から頸椎のあいだの棘突起の際がピーンと突っ張って直線的、平べったい

④膻中を中心に硬くなった胸（前面）

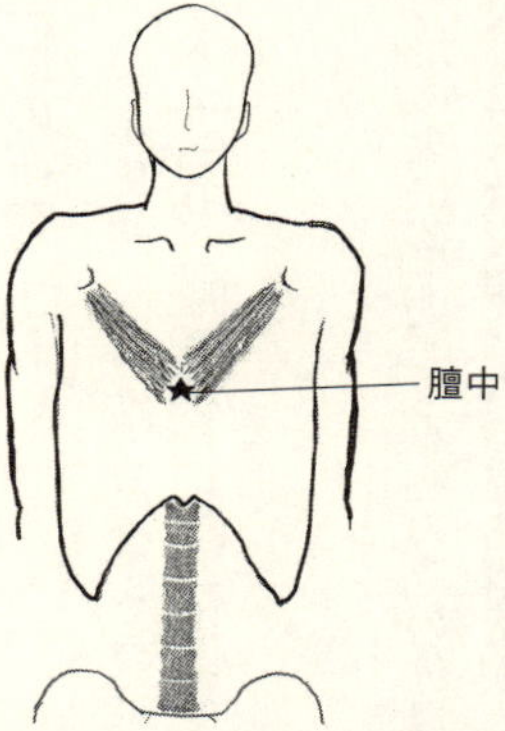

肩先と胸の中心部（＝膻中）のあいだが縮む
胸の中心が凹む＝前後の厚みが薄い

象）がある若い人がよく見られるようになりました。アレルギー症状や過換気・パニック症状、不安感を抱えている人が目立ってきました。生理の不安定や子宮内膜症などホルモンと免疫が連動する症状も増え続けます。近年では「気象病」という概念も生まれましたが、昔から天候が悪くなる前に体調が悪くなる人はいましたが、気候や様々な環境情報に、より敏感な人が増え始めたというのが80年代の印象です。

胸から首にかけての緊張は今ではデフォルトと言ってもいいほど普通に見られます。胸は良くも悪くも、とても敏感な反応をするので、整体の具体的な順序として、胸からゆるめていくことがだんだん私の整体技法の基本になっていきました。

70〜80年代、足裏の重心が後ろに大きく傾いた「足の裏博士」平沢彌一郎の研究

平沢彌一郎（1923－2002）は、直立姿勢での足の裏の圧力分布のデータを長年にわたって計測する研究（50年間40万人といわれる）を続け、「足の裏博士」と呼ばれていました。

現代人が立った時、足の裏に落下する重心のその位置が、だんだん踵寄りに移行し始めて来たのである。これは、現代人の立ち構えが、いわゆる「ふんぞり返り」

の傾向にあることを示す。〔略〕足長を百とした場合重心の位置が、二十年前は踵から四十七パーセント周辺にあったものが、最近ではその位置が四十パーセントあたりまで後退して来たことである。〔略〕現代人は生きるための希望を失ってしまったことが、直立能力の衰退に繫がっているのではないかとわたしは考える。（『足の裏は語る』筑摩書房　1991年刊）

これを整体の立場から見れば、胸の緊張が高まって肩先と胸の中心のあいだがすぼんで、上体は前かがみになり、体幹の根元では逆に仙骨が後ろに傾く立位バランスになってきたことになります。背筋を伸ばして立とうとすると、胸はある程度広げられますが、仙骨は後ろに傾いたままになって重心が後ろ寄りになるということです。いわば体幹の上の方は〝前のめり〟、体幹の根本では〝腰が引けた〟バランスになっているわけです。

一体70～80年代の身体に何が起きたのか？　もう少し見ていきます。

パニック発作と胸の緊張の解放　整体現場での観察

アメリカ精神医学会が公刊する『精神障害の診断と統計マニュアル　第3版（DSMⅢ）』（1980年）で初めて、不安神経症という疾病概念から「パニック障害」と

「全般性不安障害」とを区別することが提唱されます。つまりその頃には「パニック障害」としてあらためて区別する必要があるほどに、パニック発作（不安発作や過換気発作）の増加傾向が現れていたと思われます。

パニック発作といえば、息苦しくなって、息が吸えない感じがして死にそうな気分がする過換気発作、心臓がバクバクする、めまいで倒れそうになる、急にお腹が痛くなって下痢をする（過敏性腸症候群）など、「自律神経失調症」ともリンクする〝病気〟としてイメージされますが、整体的に観ると、胸の緊張がゆるむ〝途中経過〟と言えます。

パニック発作（とくに過換気発作）が、胸の緊張が急にゆるむ経過の中で起こるということがよく分かるのは、整体中に過換気発作を起こす時（頻度は少ない）です。

整体の現場で、胸をゆるめながら、胸椎5番の緊張を中心に観察していると、右胸が先にゆるんで、続いて左の胸がゆるんでいく経過が基本なのですが、右の胸のゆるみ方が急で、左側との落差が大きくなると過換気症状（すごく息苦しくなったり、ハアハアしたり）が出ることがあるのです。整体中のパニック発作的な経過は稀なのですが、ゆるみ始めに少しだけ息苦しくなることはよくあります。

知見が積み上がってくると、典型的なパニック症状未満で、少し息苦しいといった〝過換気解除反応〟には、微妙なグラデーションがあることが見えてきました。

胸の緊張が急にゆるむとき（例えば整体の途中でも）、少し軽めだと手足がジーンと痺れる。発作に近い感じになるほど強くビリビリする。

パニック発作は、緊張に耐えられなくなって起きる場合と、リラックス時に起きる場合に分けられます。リラックス時の場合では、たとえば睡眠中に急に目が覚めて、心臓がバクバクしたり、息ができない感じがしたり、死にそうな気分になったり、というパターンがありますが、より穏やかなパターンとして、落ちる夢や殺される夢、追われる夢などを見て急にくっきり目が覚めるのも、軽い過換気症状と見ることができます。

急に下痢になったりする過敏性腸症候群も、脳貧血も、過換気パニックのバリエーションと言えます。このような〝症状〟を経験したことがある人はずいぶん多そうです。

息詰まる胸がリセットされるとき

過換気発作は〝過敏な適応〟のひとつ

トランスパーソナル心理学の基本的技法の中に、呼吸で意図的に過換気を引き起こし、意識をトランス（変性意識）状態に導く「ブレスワーク（ブリージング）」と呼ばれる呼吸法があります。1990年頃でしたが、ブレスワークのセッションに参加した人の話を思い出します。大きく激しい呼吸を繰り返すワークなのですが、始めてまもなく過換気発作を起こして苦しくなって離脱したのだそうです。すると同じように離脱した人が他にも2人いました。3人で「私たちには無理だ」と話し合っているうちに、3人ともが当時私の整体に来ていることが分かって互いにびっくりしたそうです。3人とも身体の反応が過敏な人たちでした。

つまり、過換気を深めて変性意識状態を導くためのブレスワークなのですが、3人とも途中で身体が自動的に過換気を〝早期解除〟する過敏な応答をしたということになります。なにごとにも〝深みに至らない〟応答をしているともいえます。〝過敏〟とは、あらゆる環境の変化や情報、ストレスに対して早期に反応する（具合が悪くなる）が、深みにははまらないうちに、回避するという適応の仕方なのです。

逆のことが起きるのが**「ノーパニック症候群」**です。

2000年代に注目されるようになった「ノーパニック症候群」。小学校の水泳授業中などで、一般的な溺れるイメージと異なって、もがくこともなく、パニックにならないまま、眠るように静かに水底に沈んでいってしまう。そういうパターンが多くなっているといいます。息こらえ（水慣れのために何秒間か息を止めて水に入ること）や潜り、水泳に慣れていて自信のある子ほど、この状態に陥りやすいといわれます。大きく呼吸を繰り返して、過換気になることによって意識状態が変わり、苦しさ・危険を感じなくなって、むしろ気持ちよくブラックアウトしてしまうのです。フリーダイビング（素潜りの競技）などではよく知られていましたが、水泳を小さいときから習っていて「息こらえ」に習熟している子どもが多いということも一因ですが、小学生が比較的容易に過換気を起こしてしまう＝慢性的半過換気状態の時代になっているともいえます。

むしろ、この21世紀には日常的に〝半過換気状態〟に慣れてしまっていて「パニック」を起こさないことのほうが問題なのです。

水泳での「息こらえ」の練習以前に、日常的な情報スピードの速さに適応するために「息つく暇」がなく、知らないうちに息を吸ったまま止めていることが多いのだと思われます。パニック発作を起こして胸の過緊張をゆるめ、過換気をリセットしたほうがずっとマシなのです。

様々な現れ方をする身体の過敏化ですが、身心の〝セイフティネット〟として機能します。

TVゲームの集中が喘息を落ち着かせた!?

一方で情報刺激と身心の集中のあいだの、ダイナミックかつ微妙な関係を間近に見ることもありました。

80年代、個人宅に集まっていただいて整体していた時期がありました。そこにやって来た喘息発作を起こしている真っ最中の小学生が、待っている間にTVゲームを始めました。驚いたことにゲームに集中し始めると、どんどん発作がおさまっていきました。喘息は胸をゆるめることでもおさまっていきますが、なにか楽しいことに集中する（下腹に力が集まる）ことでも、症状はおさまる（胸がゆるんで呼吸が深くなる）ことを目の当たりにしました。

ただし「ゲームをすれば喘息は治る」とは短絡できません。ゲームのような、あまり推奨されにくいことでも、うまく下腹に気合が入ることで逆に胸がゆるみ呼吸が落ち着くこともあるということです。やりたくないことよりも、やりたいことをやった方が下腹に集中しやすいのです。ただし当然ですが、興奮しすぎて長時間やり過ぎたりすると、下腹の集中が〝持続不能〟になり、みぞおちや膻中が逆に固まって身心のバランスが不安定になることもあるわけです。

つまりバランスのいい集中（上虚下実）と、依存的で不安定な集中（頭や胸・みぞおちの緊張と過興奮）、わずかなきっかけでどちらにも向かうので、何をするから良い・悪いという単純な因果関係には落とし込めません【図⑤】。

80年代は、子どもたちが（一部大人も）ゲームに熱中し始めた時代でもあります。ゲーム&ウォッチ（80年発売）、ファミコン（83年発売）、ゲームボーイ（89年発売「ス

⑤膻中―胸椎5番に弾力があるほど全身のバランスがとれやすい

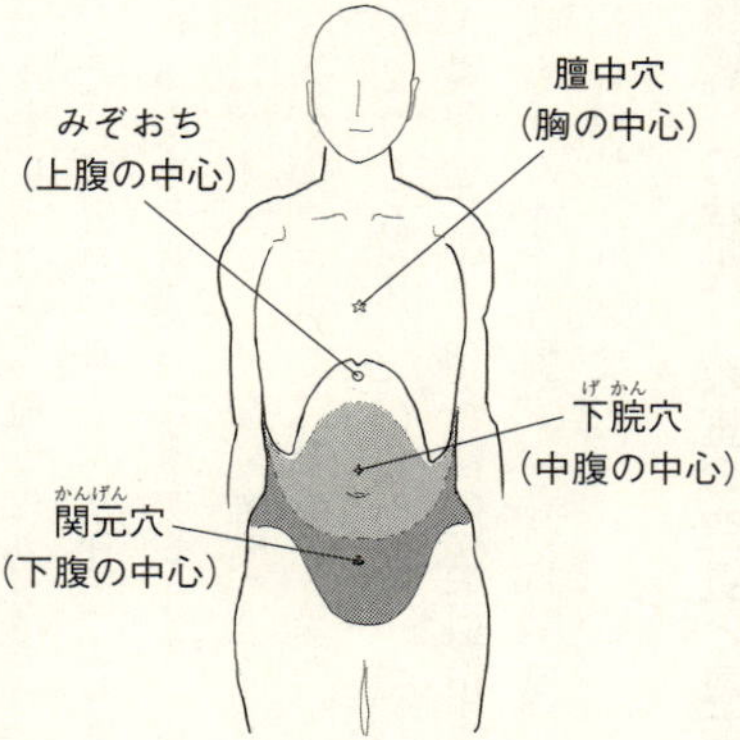

上腹（お腹の上の方＝肋骨の下、中心はみぞおち）、胸に弾力があるほど柔らかくなりやすい
中腹はへその周り（中心は下脘）、適度な弾力があり呼吸とともによく膨らんだり縮んだりするメリハリがあるのが良い（＝元気がある）
下腹（＝丹田＝骨盤の内側、中心は関元）は脇腹とともに引き締まっているほど胸やみぞおちが柔らかくなりやすい（＝良い集中＋リラックス）
下腹に集中するほどみぞおち・上腹はゆるみやすく、膻中にも弾力が生まれやすい

ーパーマリオ」「テトリス」など）、そして、89年には「テレビゲームてんかん」が日本で7例報告されています。

後の「ポケモン事件」（１９９７年）につながります。ＴＶアニメ「ポケットモンスター」を見ていた日本中の小学生たちの一部が意識を失い、救急搬送される例も多数起きて大騒ぎになりました。私の子どもの小学校でも、生徒たちにそのことについてアンケートがとられたと聞きました。「光過敏性てんかん」が起きたと結論され、その後ＴＶで光が点滅するような映像は規制されることになりました。

視覚情報の刺激は想定以上に脳を

興奮させるということも確かにありそうですし、情報刺激が質・量ともに過剰になってきた、それに応じて身心が情報により過敏に反応するようになっていったということもできるかもしれません。アレルギー反応の構造とも通底していると思われます。

私自身はゲームボーイ発売当時、テトリスをちょっとやってみようと、やり始めたら止まらなくなって朝までやってしまい、以後二度と手に取らないことにしました。

その後2000年代にはTVゲームやパソコンゲームは、〝eスポーツ〟として、驚くべき展開をします。多額の賞金が出る大会も開催され、オンライン観戦やライブ会場観戦も盛んなようです。私にはできませんが、人によってはいい感じの高度な集中ができるのだと思います。

「学級崩壊」の時代　教室の空気と息苦しい胸

90年代になって「学級崩壊」が大問題になってきました。教室の息苦しさの〝打ち壊し〟行動＝「学級崩壊」、その〝主犯〟になりがちなADHDなどの「発達障がい児」は、まだ概念自体が一般には知られていませんでした。2000年代に入ってからは、より存在が目立つようになってきて、発達障がい（小学生の20人に1人と言われる）の概念が広く知られるようになったのは2010年代になってからです。

「落ち着きのない子ども」だった私自身の経験からも分かりますが、教室空間の息苦しさに耐えられる閾値が80年代以降、どんどん低くなってきているのだと思います。〝過換気〟（胸の息苦しさ）＋「障がい」＋〝教室空間の息苦しさ〟＝〝胸の緊張度の高さ〟という式を想定してみましょう。私の子ども時代＝１９６０年前後の頃は、日常生活の中での〝過換気〟のレベルが低かった分だけ余裕があって、まだ耐えられる子どもの割合が、２０００年代よりもだいぶ多かったのだと思います。

またもう一方で「教室では先生の言うことを聞くのが当然」という前提が、古い年代ほど、子どもたちにも（当然親たちにも）共有されていたのだと思います。そこにはなんとなく共同体的な規範が、空気としてあったのも、私自身がそれにちょっと疑問を感じる〝生意気な〟子どもだったせいか、よく分かる気がするのです。

それでも始業前に校庭で整列する〝朝礼〟の十数分の間に、脳貧血（今日でいえば一種のパニック症状）で倒れる子が時々いました。私はといえば、周りの子にいろいろ〝ちょっかい〟を出しながら耐えるか、朝礼そのものをサボるかどちらかでした。今振り返ると、子どもたちが碁盤の目のように並ぶこと自体がとても不自然です。

すでに80年代には「登校拒否」が社会問題になってきていました。〝拒否〟という言い方に、学校に行かないということが「子どもの側の問題」であるという当時の〝常識〟が表れています。その後だんだん、より中立的な言い方である「不登校」と言われることが多くなっていきました。

子どもの〝居場所〟として、必ずしも学校は〝前提〟ではないという考えかたも生まれ、フリースクール「東京シューレ」が立ち上がったのが1985年でした。

歩き方が近代を生んだ
直線と規律の近代歩きと「てんでんこ」のナンバ歩き

20世紀の身体は「前向き」だった

ここであらためて、この百数十年の「身体の歴史」を、歩き方という生活の基本動作から振り返ってみます。

主に20世紀を生きてきた私たちの世代にとっては、未来に向けて進歩することが暗黙の前提になっていました。新しもの好き、古いもの好きという、個人的な趣味の差があるとしても、なんとなく社会全体が進歩していくもの、経済は拡大していくものという感覚は共有されてきたと思います。

この感覚は、考えかたや思想以前の大前提として身心に刷り込まれたものです。この社会・世界が必然的に進歩するものだという価値観は、イデオロギーを超えた近代社会のベースラインになってきました。近代社会の基礎である科学も、常に進歩し更新されるのが前提ですし、経済も当然に進歩・拡大再生産が前提です。音楽もアートも、新たな〝オリジナル作品〟を創造し続けることが、とくに20世紀には芸術的価値の核心でした（21世紀に入ると、〝オリジナル〟偏重がやや薄れ、引用・編集の価値が高まる）。

進歩が前提となっている「近代」という〝共通培地〟はヨーロッパに生まれ、世界に〝移殖〟されました。たとえば、日本の伝統絵画を総称する「日本画」という呼称も、明治時代になって、「西洋画」に対する概念として初めて生まれたものです。それ以降、〝絵師〟は〝日本画家〟と呼ばれるようになりました。

整体も柔道も、インドのヨーガ、アーユルヴェーダも、中国の太極拳も、20世紀の初めに、西欧の近代医学や健康・体育理念を参照しながら、それぞれの地域にバラバラに継承されていた伝統的諸流儀を再編標準化し、〝共通培地〟にリプレイスされることによって、生まれ直されたものです。

整体に限っていえば、「整体」が一般名詞化したのはせいぜいこの数十年で、20世紀前半には「療術」という呼称のほうが一般的でした。19世紀の欧米では近代医療の代替療法として、フランス起源のメスメリズム（ドイツ人医師メスメル〔1734―1815〕が唱えた「動物磁気説＝メスメリズム」）は、ヨーガのプラーナ、漢方の気の考え方とも通底し、後に催眠術を意味するようになるとともに、北米に伝わってオステオパシー、カイロプラクティックなどの療法に影響を与え、日本に伝わって催眠術、療術に大きな影響を与えました。アメリカのカイロプラクティックやオステオパシーの影響も受けつつ、日本でも20世紀初頭には、様々な「〜療法・療術・霊術」が百花繚乱となりました。まだ近代医療がそれほど高度でもなく、健康保険もなく、庶民には療術のほうがずっと身近だったと思われます。

100年前の「食養」が、70年代以降は「自然食」「玄米菜食」に、21世紀には「マクロビオティック」として、よりオシャレなライフスタイルの中に再配置され、ヨーガなどの〝ボディワーク〟も、70〜80年代の修行的なイメージから、2000年代には軽くオシャレなイメージをまとって、時代の移り変わりの中で変身していくことになります。

19〜20世紀の伝統武術や身体技法は、近代の体育や健康概念のフィルターを通されて透明化・標準化され、近代という共通〝培地〟で培養されて再生し、あらためて花開いたというわけです。

この〝培地〟は、近代主義という観念レベルの基礎というだけではなく、身体に刷り込まれた強力なシステムでした。身体的基礎を持つからこそ、経済から芸術まであらゆる分野に浸透してきたわけです。

とくに日本では明治時代（1800年代後半）、「文明開化」の号令の下、すごい加速度で「近代」を〝身につける〟ことになりました。

「前向き」な近代的身体＝学校体育で植えつけられた「近代歩き」と「前向きな姿勢」

文芸評論家・舞踊研究家の三浦雅士は、とくに近代医学や近代体育の眼差しによって、身体が均質な時空間に置かれ、標準化された状況を「身体の零度」と名付けました。近代を成立させた本質が身体の規格化にあったと、様々な角度から述べています。『身体の零度』（講談社選書メチエ　1994年刊）の中で、武智鉄二（1912―88、演劇評論家・演出家・映画監督）の「ナンバ論」を引用しながら、明治時代前の日本人は〝ナンバ〟で歩いていたこと、それを学校体育や軍事教練で叩き直し、改変して、近代産業社会に適合する身体と動作を身につけるよう訓練した。――概ねこのように述べられています。

20世紀人である私たちの小学校の記憶をたどると、体育や朝礼などでは、「気をつけ！　前へならえ！　休め！」「気をつけ！　足踏み始め！　前へ進め！　止まれ！」「回れ右！」「二列縦隊　右向け右！　直れ！」（規則に従い整列、集団で足並みを揃えて前に進む）、教室では、「起立！　礼！　着席！」（従う姿勢を示す意味？）など、やたらに〝号令〟に従って動く、静止するように教育された気がします。リズムを揃えてまっすぐ前に進むことは、近代以前には日本だけでなくヨーロッパでも難しかったようです。近代の軍隊や規格品を大量生産する工場の中できびきび動く身体になるためには、規格にあった歩きと動作を刻み込む必要があったわけです。

歩きの歴史を整体の視点で見直すとどうなるでしょうか？

〝近代歩き〟になる前、〝ナンバ歩き〟があった

江戸時代の日本人は〝ナンバ〟と呼ばれる歩き方で歩いていたといわれますが、ナンバの典型として分かりやすいのは、同側の手足を同時に動かして歩くことで、右手と右足を同時に前に出す歩き方です。その代表例は、阿波踊りのような身のこなしです。「暗黒舞踏」も基本的にナンバです。ベタ足でしっかり地面を踏みしめて、右左交互の体重移動で歩く。相撲の稽古の「摺《す》り足」も典型です。赤ちゃんのよちよち歩きもナンバです【図⑥】。歩きが未熟な幼児が、姿勢のバランスをとって転ばないように歩くには必要な動きなのです。山歩きも、凸凹な斜面でしっかり地面を踏みしめるために、基本的にナンバになります。またすごく疲れたときにも、余計な力を使わず、スムーズな体重移動をするためにナンバになりやすいです。

このようにナンバは決して大昔の歩き方というだけではなく、今でも必要に応じて使われているわけです。平らに舗装された現代の都会の道とは違った、未舗装で凸凹

なところを楽に安定的に歩くのに適しています。体力的にもエコです。どこに行くにも、とにかく歩かなければならなかった時代、疲れないことがより大切でしたから、人類の歴史の全般に渡って〝合理的〟な歩きだったと言えます。

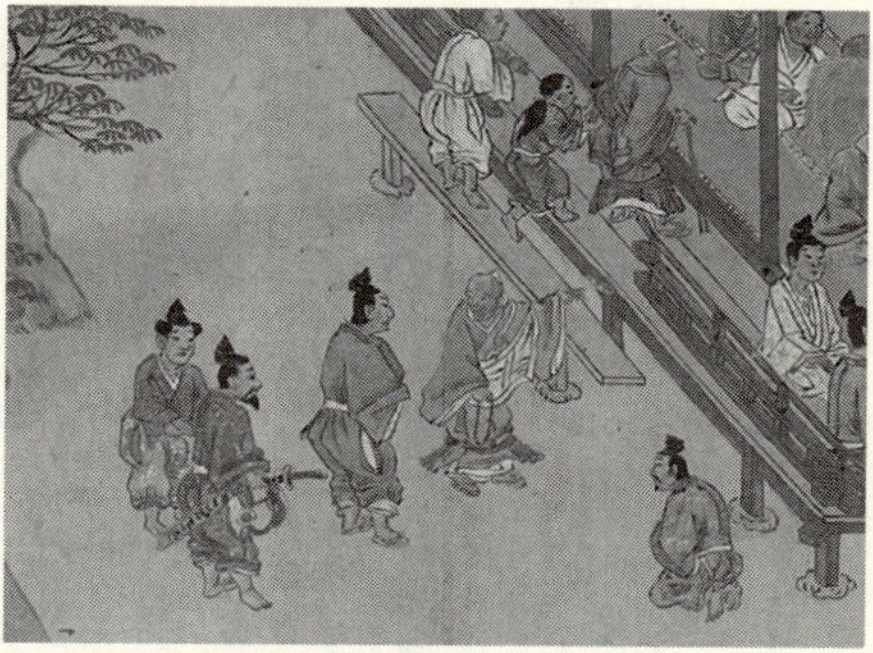

⑥神応寺縁起（部分）（メトロポリタン美術館）中世絵巻に描かれたナンバで歩く人々

胸を張って歩く近代

一方、〝**近代歩き**〟の方はどうでしょう。典型的なのは「（スポーツ的）ウォーキング」の歩き、さらにもっと純化すると軍隊の行進の歩きでしょう。走りもこの延長で、テンポを速く、足の蹴りを強くして、歩幅を大きくすることで生まれます。

典型的なナンバ歩きと違うのはまず、地面を後方に蹴る側の腕は反対に前に振る（腕と脚が逆の動き）ことです。腕を前に大きく振るほうが足も地面を力強く蹴りやすくなります。

もう一つは推進力のメインが地面に対する足の蹴り、それと連動して体幹を前に押し出す仙骨の前傾運動だということです。直線的に力強く前に進むのに適しています。少し大きめに足踏みすることでも、腿を上げるときに仙骨は前に傾き、下ろすときに元に戻ります。

この仙骨中心の動きは基本的に前方向に直線的です。とにかく引き下がらないで前に向かう圧が強いわけです。これを徹底して、上半身を硬直させると軍隊の行進【図⑨】の歩きに近づくわけです。とくに左のシルエットのような硬直した歩きは、独裁国家的軍隊の行進にふさわしいイメージです。絶対服従を、〝身をもって〟表しているわけです。

しかしすでにお話ししたように、ナンバは絶滅したわけではありません。〝近代歩き〟【図⑦⑧】（＝〝直線歩き〟）もよく見ると、**ナンバとのハイブリッド**なのです。いちばん思い浮かべやすい純粋なナンバ歩きは阿波踊りですが、踊るように歩けばナンバ寄りになり、行進のような直線的歩きが最も近代歩き寄りというイメージです。

むしろナンバが歩きの基本

脚を前に出す（持ち上げる）最初の瞬間の動きは腸骨から起きます。腰に手を当て

⑦近代歩き／足底の蹴り＋⑧仙骨の前傾運動

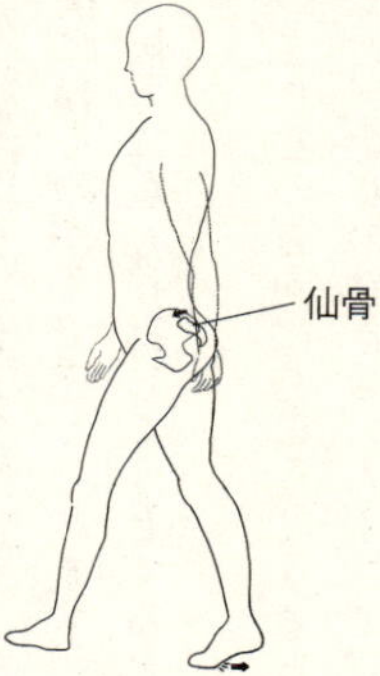

足裏で地面を後方に蹴ると同時に仙骨が前に傾いて体幹を前方に押し出す

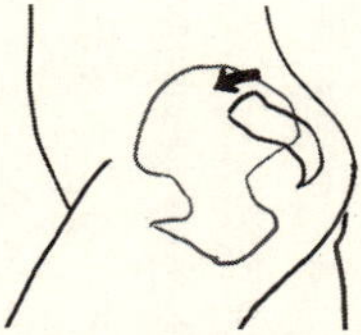

仙骨の前傾運動が推進力になる

⑨独裁国家の軍事行進的な歩き

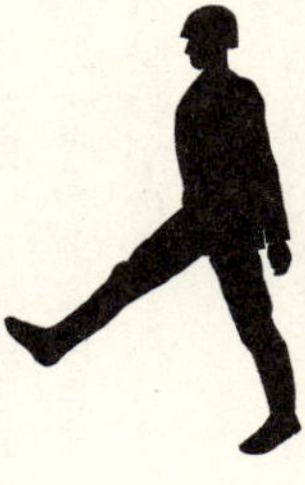

膝をピンと伸ばし、腕は肘から先だけを振るか、全く振らずに上半身を硬直させて行進します

す。

（腸骨の上に手のひらを置いて）膝を左右交互に少し曲げると、膝を曲げた側の腸骨が前に傾くのが手で感じられます。上体を横に倒すと、倒した側の腸骨が前に傾きます。後方に重心移動しようとすると、後ろに引こうとする脚側の腸骨が後ろに傾きます。

つまりどの方向に動こうとするときも、初動は腸骨なのです。腸骨がなめらかに動くほど、全身の動きもスムーズで、余分な力が入りません。前後左右自在、臨機応変なのです。

腸骨が左右交互に前後に動くのを起点に、足で地面を蹴らずに左右交互の重心移動をメインに前に進むのがナンバです【図⑩⑪】。たとえばファッションショーのモデルウォークもナンバ的です。ウォーキングの途中で立ち止まってからのポージングは、同側の手足を同時に動かし、左右を大きく非対称にしてポーズを決め、空気を盛り上げます。これも完璧なナンバの動きで、やはり同じく完璧なナンバの動きである歌舞伎の「見得」とも通じる動きです。

一方、前にまっすぐ動く仙骨的動きは、規則通り、同じテンポで直線的に動くことに向いているのです。例えばサッカーでまっすぐ速く走っているときは仙骨駆動が中心になります。ところが相手を躱したり、フェイントをかけたりするには腸骨中心の柔らかい動きが必要です。

⑩腸骨歩き（ナンバ的歩き）

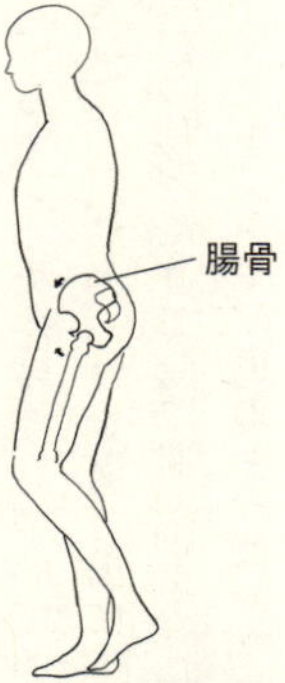

腸骨が前傾する（同時に腿《もも》が上がる）と、重心と上体も前傾した腸骨と同じ側に傾く
腸骨が前傾＝左右の傾きをテコに前後左右自在に重心移動する

⑪⑩の腸骨拡大図

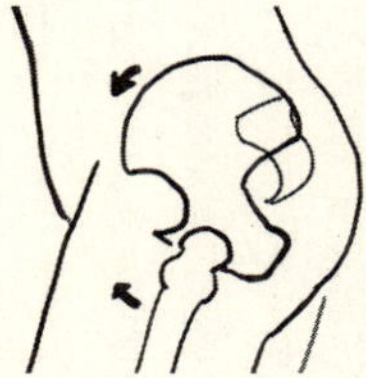

腸骨が前に傾く＝脚（腿）が持ち上がる
重心と上体も腸骨が前傾する側に傾く
腸骨の動き＝左右の重心の傾きをテコにして全身が前後左右に動く
腕の動きを含めてすべての動きが腸骨から始まる
たとえばボクシングならジャブのような速い動きはナンバ＝腸骨的
大きな強いパンチは後ろ側の足の蹴りも強く、より仙骨的動きになる（骨盤→腰→上体→腕の回転も伴う）

現代の生活の中で見られるナンバ的歩きとは、たとえば渋谷のスクランブル交差点で、四方から行き交う人たちが、まったく互いにぶつかることなく互いに微妙に身を躱しつつ歩いている光景の中にあります。多くの人たちが何気なくこなしていますが、ここにもナンバの伝統が息づいていそうです。

実はこの左右のバランスで前に進む動きは、進化の中では古い動きで、魚や爬虫類は左右の動きだけで前に進みます。哺乳類はとくにスピードを上げるほど、イルカのドルフィンキックや、馬のギャロップのように上下に波打つようにして前に進むわけです。

馬も特別に訓練すれば、〝ナンバ走り〟も〝ナンバ歩き〟もします。「側対歩《そくたいほ》」と呼ばれます。片方の前肢・後肢を同時に前に振り出しながら、反対側の前肢・後肢が同時に地面を蹴って走ります。モンゴル民族の馬術（一部では側対歩の競馬もある）や、日本でも中世や戦国時代の古馬術の走り【図⑫⑬】は、馬体の上下動を抑えるために「側対歩」になっています。

（＊現代の馬術、競馬などで見られる馬の歩き・走りは斜対歩と言われ、右前・左後肢、左前・右肢を交互に動かしています。対して、江戸時代までの馬は、同じ側の前肢と後肢とを同時に前後に動かす側対歩（＝ナンバ歩き・走り）が一般的でした。図⑫、⑬はナンバ走り、ナンバ歩きです。実用的な意味で、馬にとっても重い荷を運んだり、長距離移動するには側対歩のほうが有利だったのです）。

ヒトの場合は、直立二足歩行という特殊事情があるので、前に進むといえば他の動物と違って背→腹方向に進むわけで、馬のように尾→頭方向には走れません。江戸時代以前は、腕をあまり振らず能の舞のような姿勢で走ったのではないでしょうか。走るにしろ、歩くにしろ栄養状態が良くない時代には、近代の体育、体操と違って、余分なエネルギーを使わない身のこなしが第一だったのは、間違いないでしょう。

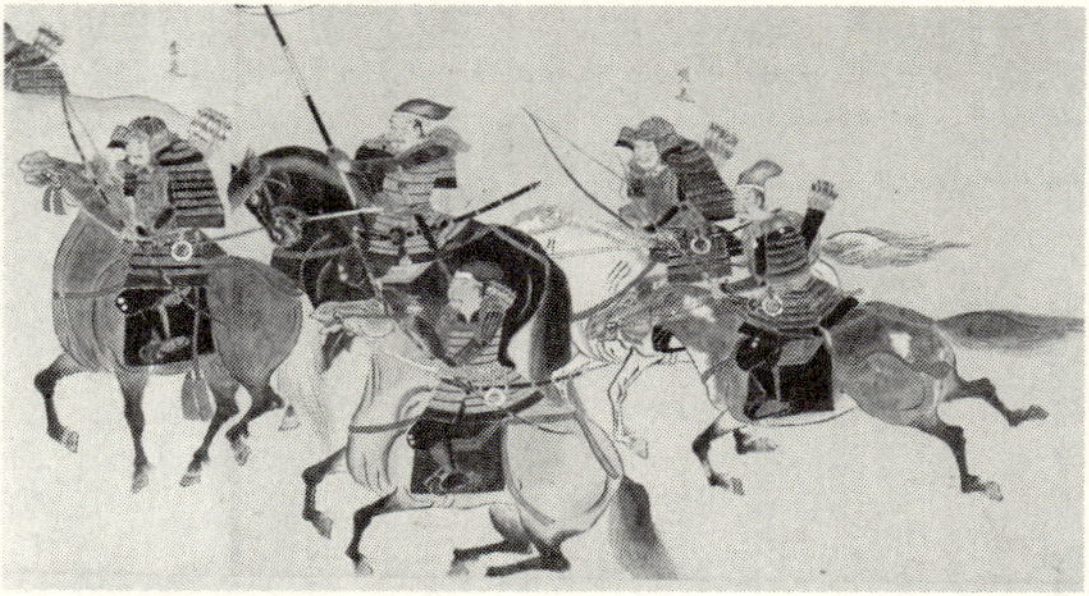

⑫蒙古襲来絵詞
（九州大学附属図書館）

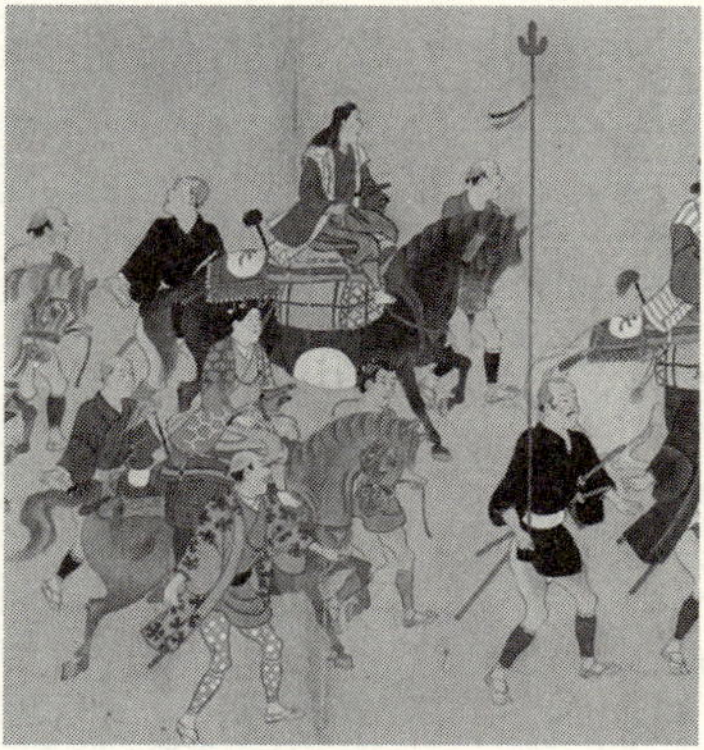

⑬「菱川派　参勤交代図」
（メトロポリタン美術館）

このナンバの身のこなしは、地面を蹴って進む近代的な歩きを基本とする直線的・規格的な身のこなしより、ずっと自由度が高く多様な身のこなしであり、舞踊的で祝祭性をまとっているのです。あらゆる踊りがナンバ的です。サンバも、アフリカンダンスも、フラも基本ナンバです。踊り明かすのは楽しくて疲れませんが、同じ時間をかけて、より規格的な動きである体操をしたらすごく疲れることでしょう。

避難訓練と「津波てんでんこ」

仙骨中心の近代歩きは訓練されマニュアル化された行動パターンに適しています。たとえば災害に備えて避難訓練をするような場合も、災害に際して集団行動するのにも向いています。災害時の一定期間、「災害救助隊」のように命令系統が一元的な組織が力を発揮する場合もあります。

一方で災害はいきなり起きるので、その時集団行動がとれる場合は限られますし、「想定内」ならマニュアルは有効ですが、想定外のことが起きるとマニュアルは通用しません。

訓練はしておけば、助かることもたくさんありますが、想定外の危機に対しては本能的・直感的な対処が必要です。

「津波てんでんこ」は、とくに2011年東日本大震災以来よく知られるようになりました。それぞれがそれぞれの場で柔軟に自在に動く自律性が大切だという経験知ですね。ナンバ歩き的行動様式は、規格的でなく、皆が同じ方向に動くのでもない、本能的で自在な〝てんでんこ〟に見合っています。

胸を張って前に進む体感

学校教育100年の歴史の中で私たちが身につけたのが、まっすぐ前に向いて歩む〝近代歩き〟と〝進歩信仰〟です。直線的量的拡大の時代＝産業社会が行き詰まりを顕《あらわ》にし始めた1980年代、身体の動きの中でも、前向きの運動バランスが硬直化し始めました。仙骨が前後に傾く動き＝胸を張って前に進む運動が機能しにくくなってきました。仙骨は呼吸運動の要《かなめ》でもあります。仙骨が前に傾く動きは息を吐く動きと一体です。前傾の動きが小さくなると吐く息も浅くなるのです。

より良い生活に必要なもの、誰もが欲しいと思うものも、より良い未来も、ハッキリしなくなってきました。それでも一方で、その息詰まりを発散・解除するために、消費行動は盛り上がることになりました。発散し胸がゆるむためには、必要でない無駄なモノを買う必要があります。無駄遣いという過剰な消費行動が、ドンと身体を前に動かすのです。息詰まっているほど、より非日常的、非合理的な消費で発散する必要があります。

1980〜90年代　息詰まりが深まる中で

時代の〝行き詰まり〟感とシンクロする胸の〝息詰まり〟感

1988年、糸井重里の西武百貨店の広告コピー「ほしいものが、ほしいわ。」が生まれます。私には現代の〝公案〟（禅の修行の中で〝無の境地〟を深めるために師が弟子に与える基本的に〝答え〟がない問題）のようにも思えます。

胸が息詰まりやすくなって、前に進みづらくなってきたこの時代を照らし出す表現でした。

糸井のコピーと少し違う表現、たとえば「欲しいから欲しいの」、「つまらないものは欲しくないわ」、「欲しくなるようなものを創ってよ」といえば、無限の欲望の肯定、わがままな〝タカピー〟（バブル期に流行った。〝高飛車な人〟の意味だが、主にバブル時代の先端を謳歌しモテて強気な若い女性を揶揄して〔または僻《ひが》んで〕使われた）発言のように聞こえます。

広告コピーの役割は当然、欲望の喚起→消費への誘導→新奇な広告＝新たな欲望というプロセスの中にあるのですが、バブル経済のど真ん中のこのコピーは、モノへの欲望自身を問いかけていて、この時代の空気に〝木霊《こだま》〟しました。欲望の肯定でもなく否定でもありません。自然に湧いてくるような〝ほしい〟がすでにどこへ行ったのか見えにくく、「欲しいから欲しい」という依存的欲望と、欲望の拡張で伸び切って〝疲れた〟欲望への疑義がほの見えます。

消費行動がモノからコトへ、〝ほしい〟こと自身を問いかける時代へと向かい始めていました。欲望のサイクルが行き詰まって、息詰まった胸そのものの解除が、隠れた主題になっていくわけです。

明るい未来に向かって自動的に前に進む近代という時代への〝疑義〟として生まれた60年代の学生の叛乱も、スローガンは政治的でしたが、「新宿西口広場」「解放区」「バリケード封鎖」などの空間は、むしろ祝祭的コミューンの性格が濃かったと思います。目立っていた政治的な側面は70年代、一気に後退しました。

その流れを受けた70年代のカウンターカルチャーは、80年代にはシティポップ、マンガ・アニメ、エコロジー、スピリチュアルなど多様なサブカルチャーの流れを生んでいきます。反体制性が薄れたカウンターカルチャーの流れは、A面のメイン（ハイ）カルチャーの裏側にカップリングされたB面の、〝サブ〟カルチャーになっていくわけです。

流れとしては別に見え、時期も少しずれますが、70年代にもっとも隆盛した暴走族も、82年をピークに衰退し始め、2000年代には反抗性が薄れて〝ヤンキー文化〟へと拡散していきました。

エイズ（HIV感染症）とチェルノブイリ原発事故から〝世紀末〟感覚

『ノストラダムスの大予言』は70〜80年代の大ベストセラーですが、世紀末に世界が滅亡するという「大予言」にうっすらとしたリアリティがあって、それは〝息詰まる〟体感に必然的に宿っていたのだと思います。

その一方で「廃墟」（＝廃棄施設・空間）が80年代以降次第に注目され、〝息詰まる〟現実からの〝解放〟感が漂う光景として受け取られるようにもなりました。「終末感」は時代が孕む不安と〝救い〟、表裏一体の空気と言えるでしょう。90年代にはオウム真理教もその波に乗ることになります。

86年チェルノブイリ原発の爆発事故が世界にショックを与えました。その前に起きた79年のスリーマイル島原発事故も相当なショックでしたが、それから間もない時期に起きた全く制御を失った甚大な爆発事故は世紀末的不安を加速しました。

80年代から90年代にかけては、エイズ（HIV感染症）が「不治の感染症」として恐れられた時代でもありました。〝息詰まる〟身体感覚＝不安心理を加速する一要素となったと言えそうです。

「薬害エイズ事件」も起きました。水俣病を生んだのは化学工業会社でしたが、人の命に直接関わる製薬会社が、「命よりもカネ」を優先し、当時の厚生省も絡んでいたことが大きなショックと怒りを生みました。その後「薬害エイズ事件」そのものの記憶は、表面的には薄れつつあるかもしれませんが、医療に対する漠然とした不信感の底に、ずっと流れているのかもしれません。

そもそも科学、医療技術が高度化するほど、ヒトを生かしたり殺したりする技術が拡大するわけです。技術的にも倫理的にも、良いほうにも悪いほうにも制御可能性の振り幅が大きくなり、不確実性は高まります。高度なテクノロジーがヒトを分厚く守り、平均的には寿命が伸びる一方で、一気にシステム崩壊する不安も抱えることは、逃れられない本質でしょう。

2020年代のコロナ禍は、100年前の「スペイン風邪」以来のパンデミックですが、100年前と比べると質の違う困難が生まれました。100年前よりも格段に高度な医療体制が「崩壊」することが、社会的には最大の問題になりました。医療という社会インフラが崩壊するということは、100年前の〝開発途上〟の医療環境ではそもそも問題になりようがなく、なりゆきで「集団免疫」が成立するのを待つしかできなかったわけです。

「スペイン風邪」のときも、人の移動のグローバル化が爆発的な世界流行を生んだと言われていましたが、「コロナ禍」では密接に結びついた世界の生産システム、経済システムも一気に落ち込みました。うまくいっているときは高い生産性がある高度な経済システムが、精密で効率性が高いゆえに脆弱性を孕むことが実感されました。

高度で精密、効率的なシステムは、高度に編まれるほど安全性も高く見えるのですが、一方で必然的に思いもよらぬ一挙的崩壊という不確実性も孕む、逆に簡素で雑に見えるシステムは常に危険に晒されているが〝打たれ強い〟ように思えるのです。

薄暗い視界（非現実感）がデフォルトになっていった80年代

R・スコットの映画『ブレードランナー』（1982年）の靄《もや》のかかったような薄暗い映像世界は、時代とシンクロしている感じがして、私もドキドキしました。その近未来の廃墟的空気感は、W・ギブソンの〝サイバーパンク〟『ニューロマンサー』（84年）の〝チバシティ〟、大友克洋のマンガ（82〜90年）・アニメ（88年）の『アキラ』の〝ネオ東京〟にも通じています。もっと遡ればA・タルコフスキー『惑星ソラリス』（72年）の東京首都高の映像にもその予兆があります。どの作品も異常な加速度で近代化した東京が行き着いた、未来の終わりの予兆が漂う空気感に触発されている気がします。

87年俵万智の歌集『サラダ記念日』（河出書房新社）が短歌の本としては考えられないようなベストセラーとなりました。薄明かりの中を流れる極私的日常に、一瞬軽くやわらかな光が当たって〝いま・ここ〟が開かれる。追い立てられ続ける日常に「一息つく」イメージがあります。いま振り返ると、SNS前夜に生まれたツイート的詠歌とも言えそうです。

87年村上春樹『ノルウェイの森』（講談社）。薄暗く、過換気的な現実感が薄い情景が流れます。現実の感触が希薄な、あの世とこの世の間のような空気感が、時代のリアリティと共鳴していた気がします。

88年吉本ばなな『キッチン』（福武書店）。薄いヴェールがかかったような解離的な空気感。時としてデジャブが降りてきたときのような異時間の光が射します。食べ物だけにライブ感、生きもの感が宿っているのも特徴です。

いずれの作品も、リアルから半ば解離した過換気的な〝空間〟と、そこに〝救済〟の微かな光が降りてくる瞬間のあることが通底していると感じていました。ポップなことも共通しています。

久しぶりにあらためて読んでみると、80年代リアルタイムで読んだときよりも、〝不思議な空気感〟〝非現実感〟はそれほど感じませんでした。

当時少し違和感があった村上の〝翻訳調〟文体も普通な感じしかしません。当時感じた、吉本のマンガのコマ割りのような間《ま》や、俳句のような映像のモンタージュ感も、今読んでみると特別に感じなくなっています。

２０００年代には、80年代終わりに現れた〝幽玄〟が、あらゆる表現のデフォルトになっているからではないかと思うのです。つまり、私たちの日常感覚そのものが、息詰まり＝過換気によって、生身の感触＝ライブ感が薄い〝幽玄〟な世界の中にすでに棲んでいるということでしょう。

非日常的発散が息詰まった胸をゆるめる

80年代、非日常の仕掛けがどんどん増えました。83年、東京ディズニーランドという非日常〝祝祭空間〟が開園します。ディスコ、クラブも非日常空間でした。海外旅行も急拡大しました。

高級ブランドの付加価値が実質・実用ではなく、ブランド神話・ブランド信仰と呼ばれる〝超価値〟として浮かび上がってきたのもこの頃です。〝信仰〟のない人にとってはなんの価値もないモノを〝信者〟はありがたがると、〝非信者〟は多少の僻《ひが》みと皮肉を込めて〝神話・信仰〟と呼び、哲学者・評論家はそれを〝記号的消費〟として読み解きました。

ただ実際には、２０２０年代になって「バブル時代」の古着を専門家が実際に手に取って見ると、その頃のほうが値段を考慮に入れても素材が圧倒的に良いそうです。逆にいえば〝神話率〟は2000年代以降の方がむしろずっと高いのです。

90年代以降の〝失われた時代〟、格差もどんどん広がっていく中で、80年代の輝きは「バブリー」と言われて、とくにこの日本では揶揄されてきました。しかし、〝神話・信仰〟は2000年代になっても、さらに多様な領域に展開されています。それは後々述べていくことにしますが、〝神々〟はただのバブルの徒花《あだばな》ではなく、意外にも、息詰まった世界を〝癒やす〟本質が、そこにもある気配がします。情報化社会が高度になるほど、神話と神々は情報生態系の中により深く息づいていきそうです。そこには、先住民的価値観と響き合う空気を感じます。〝デジタルアニミズム〟と呼んでおきましょう。

記号的価値・情報の激流に流されて息詰まる身心に、息をつく隙間のある生態系的時空間を生む〝神域〟が、そこここに生まれつつあると言っておきたいです。今は希望的にですが……。

吐く息が浅いときの視界と気分――整体現場から

息詰まった胸＝吐く息が浅く硬い胸は、意識・気分の面にはどう現れているのか、整体的視点からここでもう一度ふりかえってみます。

胸・首の緊張が強く呼吸が浅く（息が少ししか吐けなく）なっていると、視界がぼんやり薄暗くなっています。ただしそれはほぼ意識されません。視界が暗いため、とくに胸が硬くなると視力が落ちた感じがすることもあります。眼も疲れやすくなります。

逆に、なぜそんなことが分かるのかといえば、整体の現場で、胸・首をゆるめて、吐く息が深くなると、一時的にしろ実際に視界が明るくなるからです。周りがクッキリ鮮明に、場合によっては生き生きと見えてきます。すると気分も晴れるのです。祭りやコンサートなどのイベント＝非日常空間では、同じように胸のつかえが発散されて目の前が明るく開ける＝気が晴れます。

息が詰まっているときは、目の前が暗く、靄がかかったように見通しが悪いのです。目の前が薄暗い、どうなるかわからず不安なことと、息が詰まる＝胸が縮む＝前に進む駆動装置の仙骨が固まって動けないという体感は、一体のものです。不安がやわらぐとは、縮んでいた胸がゆるんで吐く息が深くなり、仙骨が前にフッと動いて、ホッと一息つけるということです。

胸を張ってズンズン前に進んでいた時代には、前に進むのが当たり前で、気分として見晴らしが良かったのです。実際に視界が明るく、未来もなんとなく明るかったのです。「福島第一原発事故」の後あらためて注目を浴びた、福島県双葉町の「原子力明るい未来のエネルギー」の看板も、今ではブラックな遺産ですが、当時は「鉄腕アトム」が原子力エンジンで「ジェット推進10万馬力」と謳《うた》っていたわけですから、明るい未来の空気がそこに確かにあったわけです。

〝過敏な胸〟に希望を見る

気の流れを促す＝膻中―胸椎5番の弾力と本来の働き

環境情報に反応し、センサーとして働くのが膻中―胸椎5番であるとすでに述べました。環境情報に反応するということは、本来は周りの人や環境と共鳴・共感するということです。危険を感じてギュッと閉じてしまわないで済むときには、むしろ身の周りの環境と共鳴・感応して、自分自身も周りの人と人のあいだの空気感も、リラックスして和んでいるのが基本なわけです。

つまり、膻中―胸椎5番の本来の機能は、人と人、周りの世界とのあいだの共鳴的つながりを生む働きと言えます。暗黙の前提としての共通の価値観が崩れ、共同体的つながりが薄れ、孤立と分断が深まったといわれる時代、共鳴性の高まり（膻中―胸椎5番の過敏化）は、一方で分断を超える応答を生み出そうとしているとも言えます。分断ばかりが目立って、なかなか眼には見えにくいですが……。

HPC／HPSという概念

「ひといちばい敏感な子ども」（HSC）という概念が1996年に心理学者であるエレイン・アーロンによって提唱（2002年に〝The Highly Sensitive Child〟がアメリカで出版、邦訳では『ひといちばい敏感な子』青春出版社　2021年刊）されています。ということは、アメリカの現場でも、80年代にはかなり過敏な子どもたち、大人たちが目立つようになってきていたということでしょう。

2000年代になってだんだんこの概念が広く知られるにつれて、自分はHSP（highly sensitive person、子どもの場合はHSC＝highly sensitive child）だという人も増えましたが、「自分はHSPだ」と言う人は〝過敏〟というよりは、興奮しやすいタイプといったほうが適切な場合が多いです。純粋に過敏度が高い人は「過敏じゃないほうが良かった」と言う人が多いのです。

アーロンはHSCの6つの特徴として次のように整理しています（『ひといちばい敏感な子』87〜105ページ）。

① 細かいことに気づく
② 刺激を受けやすい
③ 強い感情に揺さぶられる

④ 他人の気持ちにとても敏感
⑤ 石橋をたたき過ぎる
⑥ よくも悪くも、注目されやすい

私が観てきた〝過敏体質〟とは

この中で①～⑤については私のいう〝過敏体質〟と共通します。⑥については、見方が違います。純粋に過敏であるほどむしろ透明感が強く、そこにいないかのような存在感だというのが、私の見方です。なにか特別な方向に集中力が高く、局部的な執着があると、その部分が目立つ可能性がありますが、過敏なほど、集中力や自己主張があっても持続できず、〝欲〟も薄いので、存在感が薄いのです。ただし、〝過敏な体質の人〟に対して目ざとく反応しやすいタイプの人も少数いるので、一部の人にとっては〝目立つ存在〟ともいえます。

また一生のスパンで見ると、子どものころに過敏傾向が強く、思春期には過敏さが目立たなくなり、成人してからまた過敏さが目立つパターンが多いですが、更年期以降に過敏な傾向が目立たなくなり、存在感が出てくる場合もあります。

80年代の後半には、整体の現場の感触として身体の反応が過敏になってきている実感がありました。アレルギー症状やパニック症状はその現れの一部ということです。

私のこれまでの観察では、〝過敏体質〟というほど反応性が高い場合、過敏だからいかにも過敏に見えるかというとそうでもなく、むしろボーッとしているか、落ち着いているように見え、大変な場面でも、静かに〝落ち着いている〟ように見えることが多いです。他の人から見れば些細なことでも、本人的には内心すごく大変なのに、外見には現れにくい場合が多い。むしろ本人的にはパニクッているのに、人からは「余裕あるね」「ヒマそう」とか言われやすいのです。

アーロンはHSCについて、発達障がいや自閉症スペクトラムとはまったく〝別物〟だと述べていますが、私は純粋な〝過敏〟傾向は、あらゆる感受性の敏感さに関わり、むしろADHDなどの「発達障がい」や「自閉症スペクトラム」の底流になっていると思います。そしてどのひとの中にも程度の差はあっても、過敏性は傾向としては潜んでいるのだと思います。その中で生活に支障をきたすほどの偏った過敏さと、偏った集中・執着がある場合が、「発達障がい」と言われるようになったのだと思います。

「息詰まる社会」の中では、「発達障がい」もその底流にある「過敏」も浮かび上がりやすくなってきているといえますし、これからしばらくは、その傾向は高まっていきそうです。

〝過敏体質〟の特徴について、私の著書『気ウォッチング』（日本エディタースクール出版部　1993年刊）から一部抜粋しておきます。

アーロンのHSCでは、子どものころ「手がかかる子」である、「目立つ子」であるという記述があり、その面では、私の見方と見ている範囲に少しズレがあるといえるでしょう。ここで挙げている特徴は、親や他者から見てというよりは、当事者感覚に沿っています。

・とくに幼児期は親からみて、おとなしくて手がかからない子どもである
・持久力がない（疲れやすい）
・固定的価値観や信念を持てない。執着心が薄く、欲がない
・嫌いなものははっきりしているが、好きなものははっきりしない
・努力が実らない（達成感が薄い）。努力したことほどうまくいかない
・近い将来（一ヶ月くらい）のことは計画性が高いが、一年以上先とかの遠い将来のことは考えられない
・絵の展覧会などで、絵を見るスピードが速い。ゆっくり見られない（瞬間に大きな情報が流れ込む）。疲れやすい
・人に道を聞かれやすいが、人に道を教えるのは苦手（詳しく教えようとするほどわかりにくくなる）

・人の気分を感じやすい（たとえば他の人が怒られていても自分の気分が悪くなる）
・密着した人間関係が苦手
・社会的地位に対する実感がない、地位に関係なく人に対応する
・人に文句を言われたり、注意されやすい、人に面倒もみられやすい
・地位とか責任を重荷に感じやすい
・人に言うことを聞かせられない（子どもが言うことを聞いてくれない）
・人に軽く見られたり扱われたりしやすい。無視されやすい

〝過敏〟＝共鳴・共感体質とは？
――人と人のあいだの空間から見れば……

過敏体質の人は、空間を和ませる。人をリラックスさせる。危険にいち早く反応する〝カナリア〟のような存在であり、息詰まる〝薄暗い〟空気感をちょっと明るくする存在なのですが、周りからは気づかれにくい傾向があります。

拙著『気ウォッチング』、「過敏体質の発見」の項より、もう少し引用しておきます。

過敏体質の発見――共鳴性の高い人

「障害」を持っているようにも見えず、幼児でもないが、共鳴力の高い人たちとい

うのがある。「障害」児や幼児がそうであるように、〃自己〃が希薄で「存在」を照らす鏡のような存在であり、無欲で透明感が高く、存在感は薄い。〔略〕誰にも存在価値を認められない場合も多く、気的に果たしている役割が大きいのに、それは目に見えないので、無理解にさらされやすい。

そういう人たちを気的過敏（共鳴）体質と呼んでいるが、誰でも程度の差はあるが、そういう傾向は持っている。ただ自己の〃存在感〃を重視する近代社会にあっては、そういう傾向は押し殺されてきたといってよいわけで、そういう傾向を〃価値〃として認めにくいので、自己の中にそれが見えない人もいるし、認めたがらない人もいる。〔中略〕

簡単に言ってしまうと〃共鳴性〃が自分より高い人を大事にすること、存在感がシッカリしている人（能力のある人）には素直に頼ること。これが共鳴的人間関係をとりもどして、元気に、あんまりメゲないで現実社会で生きてゆく指針である。

1992年　ドナ・ウィリアムズ『自閉症だったわたしへ』

ドナ・ウィリアムズの〃Nobody Nowhere〃はたちまち世界的ベストセラーになり、翌93年には日本でも『自閉症だったわたしへ』というタイトルで翻訳されました（新潮社　河野万里子訳）。「障がい」という外側から見た枠組みに対して、当事者が自身の内側からその枠組みを解体再編する発言・表現が「自閉症」を超えて普遍性を持つことが驚きでした。

原題の〝Nobody Nowhere〟は、「何者でもなく、どこにもいない」というニュアンスで、2000年代によく言われるようになった「生きづらさ」(自分を認められず、居場所もない)とも通底します。

「わたしは、空中にはさまざまな丸が満ちていることを発見した。じっと宙を見つめると、その丸がたくさん現れる。」「わたしは、自分が望むあらゆるものに一体化できるようになった――たとえば壁紙やじゅうたんの模様、何度も繰り返し響いてくる物音」(19ページ)「じっと人々の向こう側を見つめていると、わたしの心はその場から飛び立つのだ。そしていつの間にか、わたしは人々の中に、一体化しているのだった。」(20ページ)

「わたしには、家の中は色彩の洪水のように見え、物も人もすごいスピードで流れるように動いており、はっきりと輪郭をつかむことができないほどだった。」(60ページ)、「物の速度をゆるめ、世界をスローダウンさせるやり方でわたしが気に入っていたのは、素早いまばたきを繰り返すことと、部屋の電気を何度もつけたり消したりすることだ。」(72ページ)(『自閉症だったわたしへ』)

身の周りに見えること、聴こえること、感じることの情報量が異常に多いことに適応するために、環境と一体化する、または情報量をカットしている様子が窺えます。

ドナの言う「向こう側を見つめる」こと＝環境と一体化する、共鳴することは、整体の現場の共鳴＝「気が通る」感覚と共通するものがあります。自分と相手双方の身体の〝気の流れ〟が共鳴して自分と相手の反応の自他の区別が薄らぎます。その時の視界が相手の身体の向こう側を見ている感覚に近いのです。

誰もが幼児のころは、こんな感覚があるのではないかとも思います。私も小学校低学年までは、天井や壁のシミや襖の模様を眺めているうちに、その中に入って〝一体化〟していた記憶があります。小学校の図書室で、絵本の中の美しい織物を織っている場面にふっと入り込み、3Dの織物に包まれ陶然とした記憶もあります。どれくらいの時間が経過したのか、いつの間にか陽が西に傾いて図書室の空間もオレンジ色に輝いていました。

このような体感は成長すると薄らぐものの、全くなくなるわけではなく、身体感覚の基底に息づいているのではないかと思うのです。ドナの表現が世界中の多くの人々に共感されたのは、人々の身心の奥にある共鳴感覚を浮かび上がらせたからではないでしょうか。

2007年ベストセラーになった自閉症の作家東田直樹が13歳の時に書いたエッセイ『自閉症の僕が跳びはねる理由』(角川書店　2016年刊)でも同様な感覚が表現されています。

「自然は、いつでも僕たちを優しく包んでくれます。きらきらしたり、さわさわしたり、ぷくぷくしたり、さらさらします。見ているだけで吸い込まれそうで、その瞬間、僕は自分の体が生まれる前の小さな分子になって、自然の中にとけていくような感覚に襲われます。」(110ページ)

「縛られた縄を振りほどくように、ピョンピョン跳びはねるのです。跳べば、体が軽くなります。空に向かって体が揺れ動くのは、そのまま鳥になって、どこか遠くへ飛んで行きたい気持ちになるからだと思います。」(66~67ページ)

ドナ・ウィリアムズや東田直樹の表現が、身心の過敏化という時代の流れと出会い、増幅され、共感されることになったのだと思います。

2000年代の〝情報生態系空間〟では、望む、望まないに関わらず、膨大な情報に身心は侵襲されるようになりました。元々周りの情報に無防備に晒され、〝侵略〟

される体感がある自閉症者の身体空間と、2000年代の社会空間は相似的、連続的に見えます。

ドナ・ウィリアムズが瞬《また》きを繰り返したり、東田直樹が跳びはねたり、手をひらひらさせたりすることと、多くの人がしている、机や膝をトントン叩いたり、身体を揺らしたり、部屋の中をウロウロしたりして、無意識に〝気を落ち着ける〟癖やしぐさとは、地続きなのだと思います。

1990年代　激動の時代が始まる

90年代の日本は「バブル崩壊」で始まり「就職氷河期」〜「失われた十年」へと繋がっていきます。

世界では91年の「湾岸戦争」、「ソ連崩壊」から、世界がグローバル化と国家・民族主権の間で揺れ動き、何が起きるか分からない世界へ向かいます。

1995年「阪神淡路大震災」「地下鉄サリン事件」「ウィンドウズ95」

1995年は、時代を画する年でした。〝息詰まる〟日常を崩落させる1月の阪神淡路大震災、3月の「地下鉄サリン事件」と続いて、「安全神話の崩壊」が盛んに言われるようになり、「いつ何が起きるか分からない時代」へ突入した年となりました。この年の「新語・流行語大賞」トップテンには「ライフライン」「安全神話」「インターネット」が入っていました。

「インターネット元年」でもありました。年末には画期的なパソコンOS、ウィンドウズ95が発売され、インターネットが一気に身近になりました。携帯電話もアナログ通信からデジタル通信へ変わり、この頃から一般に急速に普及し始めます。

その前年94年の12月末、整体の現場で、例年なら厳冬期に向かって縮むはずの骨盤が、広がりやすくなっているのを初めて観察しました。このときの骨盤の応答が何を意味したのか分かりませんが、2000年代に入ってからは、季節外れ（春以外）に多くの人の骨盤が広がりやすくなる現象がたびたび見られるようになりました。

阪神淡路大震災

95年1月17日阪神淡路大震災、高度なインフラ基盤のある神戸をはじめとする大都市で、直下型大地震によって、生活基盤を丸ごと破壊されました。

1923年の関東大震災、東京、横浜などの大都市では、地震に続発して起きた大火災によって多くの人命が失われましたが、電気はまだ電灯とラジオに使われていた程度でしたし、水道もまだ井戸があちこちで使われていて、下水はドブに「垂れ流し」でした。しかし、阪神淡路大震災では何重にも手厚くインフラに守られた日常生活が失われたという意味で、震災以前の日常との落差は、関東大震災の時よりも阪神淡路大震災のほうが大きかったともいえます。

一方、いきなり日常が破壊された神戸などの街に、全国から自然発生的に空前の数のボランティアが集まりました。社会の情報化と個人主義化が進み、人同士の関わりが弱くなり、個人の孤立が深まったといわれる中、人と人がつながり直す流れも、この大震災の非日常の場から生まれ、95年は「ボランティア元年」とも呼ばれるようになりました。

「いつ、何が起こるか分からない時代」へと、〝身構え〟〝気構え〟が改まった年ともいえそうです。

オウム真理教事件

95年3月20日、通勤時間帯の東京の地下鉄で「地下鉄サリン事件」が起きました。サリンという〝化学兵器〟が通勤電車の中に撒かれるという、それまで誰も思いもつかなかったような「無差別テロ」は、世界中に衝撃を与えました。

この年、私は『オウムと身体』（日本エディタースクール出版部）という本を書きました。

――今の若者にとって六〇年代の音楽は昔の音楽ではなく、まさに同時代の音楽の一部として感じるわけです。制作感覚そのものが新しい音楽の創造というより、時代的・地理的に多様な音楽を引用してゆくというスタンスになっていますし、その方が強いオリジナリティーよりも、聴き手の時代感覚に合っているんですね。

オウムに対して「歴史感覚の欠如」と批判する人もいますが、今や八〇年代に流行ったレトロ感覚も吹っ飛んで、歴史的地理的遠近感がさらに希薄になっているんです。その意味で、情報社会のあらゆるイメージを網羅しているオウムの一見デタラメにすら見える引用的世界は、むしろすぐれて今日的ですし、過換気状態にある若者が魅《ひ》かれてしまうのは無理もありません。(『オウムと身体』)

オウム真理教に対して、当然ながら、メディアや言論の中で囂々《ごうごう》と非難が巻き起こりましたが、宗教、思想、倫理、社会学といった面からのアプローチは数多くあったものの、身体的な側面からの批判は見られませんでした。外側からの批判で追い詰めても、その根っこは消えないまま、また違う形で噴き出すのではないかと思いました。そこで半歩内側に入って、身体感覚での批判を試みました。四半世紀経った今読み返してみると、事件の衝撃がまだ生々しく行間に漂っています。

２０２４年の今、改めて読み返してみての感想です。

まず第1に、オウム真理教に関わった多くの若者たちが、関わる以前にすでに過換気的な身体状況にあったので、わずかな〝修行〟で、いとも簡単にトランスして「超越的な意識」に入っていったことです。

第2に、どうなっていくのか先が全く見えない世界の中で、むしろそのことを敏感に感じ取っていた若者たちが、教祖が提示する全く揺るぎのない世界観に包まれることに〝居場所〟を見出したのではないかということ。

第3に、インターネット前夜ともいえる95年の、２０００年代から見れば牧歌的ともいえる情報環境の中で起きた「オウム事件」は、その後も形を変えて、いくらでも起きる素地がある（今むしろ増幅されている）ということです。

身体も心も完全にコントロールしようとする、あるいはできた気がする、世界を完全に把握したという境地自体が危ういといえるでしょう。

２０００年代〝ロンダリング〟された「オウム」的なもの

身心が〝暴走〟する可能性は誰にもある、むしろ生きることに真面目に向き合う

〝集中力〟がある人の方が危ういというイメージも、この時生まれたかもしれません。以来、それまでのヨーガの修行的で生真面目なイメージは急速に脱落し、ヨーガから、オウム的要素は洗浄されました。２０００年代にはオシャレなヨーガウェアとヨーガマットのスタイルが主流になりました。

アクが強く陰影が濃いものは排除され、ノッペリと薄明るいイメージが主流になっていきます。レコード盤やカセットテープ（アナログ）からＣＤ（デジタル）に替わるときに、ヒトの耳には聴こえない高い〝音域〟がカットされ、さらにＭＰ３などのように情報を圧縮・カットした音源が普及し、軽くフラットになっていったこととも呼応しています。

２０００年代の私たちに見えている景色は、清潔で、オシャレで、薄明るいイメージに覆われ、奥行きが見えにくく、陰影が薄れた光景にファイル変換されてきたのではないでしょうか。

オウム的なものは徹底的に粉砕され、洗浄されたかに見えて、ロンダリングされながら世界に浸透したのではないでしょうか。オウムの自己完結な世界と論理を教祖に代わって代弁した幹部上祐《じょうゆう》史浩は、記者会見などでどんな批判を浴びても、オウム流の論理で切り返し、寸分も揺るがず、「ああ言えば上祐」と言われていました。

２０００年代ＳＮＳが世界を覆い、膨大な情報の激流の中で、気に入った情報だけに囲まれる「エコーチェンバー」「フィルターバブル」という〝分断現象〟が問題になってきました。今では〝教祖〟抜きでも、この世界をあまりにも分かりやすくスッキリ説明してくれる手頃な〝説〟が、ネットに選《よ》り取りで転がっています。オウム的な〝教条〟は「アンダーグラウンド」ではなく、薄明るいネット上にばら撒かれました。

実際、動機はまったくバラバラですが、〝ソフトターゲット〟を襲う暴力・殺傷事件は日本に限らず世界中で起き続けています。

暗く厳しい修行なしで、楽々〝解脱《げだつ》〟気分になり、世界を〝捌《さば》く〟快感が手に入りやすくなりました。

今や、あまりにスッキリ正しく世界を見下ろすような絶景気分は危うい。いまひとつ冴えなかったり、モヤモヤしたり、ちょっと調子が悪かったりする方がずっと〝健全〟です。

本当に〝腑に落ちる〟とは、いかにも美味しそうなスイーツを食べて陶然とするような感じではなく、お新香でおにぎりを食べるような何気ない〝腑に落ち〟感なのだと思います。

〔コラム〕生命　千年のリズム

身体には脈拍や呼吸など、ふくらむ・縮むという生命リズムがあります。それは自律的リズムであると同時に、環境に応じて変動するリズムでもあります。たとえば脈拍はくつろいだ環境ならばゆったりリズムを刻み、緊張・興奮する環境ならば強く早く脈打ちます。

環境に応じた身体のバランスの組み替え、変化について、整体の視点から整理していきましょう。

①おそらく1000年以上前から同じように続いてきたであろう、季節に応じた周年的身体のリズム、生理（月経）の月周期的リズム、睡眠・覚醒の日周期的リズム、つまり人の生活の中の普遍的リズムがある。

②社会環境の変化や環境・気候変動など、この数十年の環境の大きな変動に応じた身体のリズムの変化（季節のリズム・呼吸のリズムなど）がある。

とくに②について、私が整体を始めた70年代後半、さらに1980～2000年代、社会・自然環境は大きな変動が続いています。その間、整体の現場で観察されたこと、考えたことをリポートするのが本書の意図です。

その前にまずは①の普遍的リズムから見ていきましょう。

整体的にみると……〝生きる〟とは《縮む↕ゆるむ》のリズムがあること《流れ》があること

《縮む↕ゆるむ》のリズム

生きているということは、心臓―血管の拍動から、呼吸、集中―リラックス、覚醒―睡眠、月経のリズムまで、柔らかく融通のある複合リズムに溢れています。

脈拍と呼吸は、言うまでもなく古くから今日まで、生きていることの指標です。

呼吸より大きなリズムは、骨盤の《縮む↕ゆるむ》が連動しています。さらに骨盤に連動して、肩胛骨―頭蓋骨も動きます。つまり、ハラ（骨盤）―ムネ（肩胛骨）―

アタマ（頭蓋骨）が全身として連動して、縮んだりゆるんだりしているわけです。

ここでいう《縮む↕ゆるむ》のリズム・波は、周期の長短も、機能も幅広いので、3つのレベルに分けてざっと眺めておきましょう。

①脈拍、呼吸、覚醒・睡眠（日周リズム）、月経（月周リズム）などの自律的リズム。
②生涯にわたる長い時間経過の中での波
③環境の変化と連動する波（環境からの干渉によるリズムの乱れと回復の波）

①脈拍は言うまでもなく心臓が縮んだりゆるんだりする動きが、全身の動脈に脈波として伝わるものです。

呼吸はムネとハラの間にある横隔膜が息を吸うときに縮み、吐くときにゆるみます。お腹と骨盤は逆に、横隔膜の圧力を受けて息を吸うときに膨らみ、吐くときに縮みます。集中すると骨盤は縮み、リラックスするとゆるみます。同様に、覚醒中は骨盤が縮み、睡眠中はゆるみます。

月経周期の中では、生理後〜排卵の間に最も縮み、生理前から骨盤はゆるみ始め、生理後半で最大限にゆるみ、眠くなったり、だるくなったりします。

②月経を生涯的なスパンで見ると、その始まり（思春期）には周期が不安定で、終わ

り（更年期）にも周期は不安定になりやすくなります。

医学生理学的には、青年期に体力のピークがきて、老化とともに衰弱していくということになりますが、整体的にみれば老化とは、骨盤を中心とした《縮む↕ゆるむ》の振り幅・力強さ・弾力が小さくなっていくことです。

たとえば〝徹夜〟のような覚醒の持久力は衰え、一方眠ろうと思えばいくらでも眠れるという睡眠の深さ・長さ・自由度が小さくなっていきます。

しかし、実際には若いときのほうが不調が多く、歳をとってからのほうが元気という人はたくさんいます。体力が余っているからといってバランス良く使えるとは限らないのです。

また、体調には10年単位での長い周期があって、高潮期～低潮期～休養期といった大きな波があります。また安定期・変動期というような波の質的変化もあります。更年期の10年間も大きな転換期・変動期と言えます。

③何事もなく穏やかな生活が続いていれば、身体のリズムはあまり乱れないですみますが、実際にはいろいろなことが起きます。

たとえば急に寒くなったり、気圧が下がるといった気候の変化があれば、身体はギュッと縮んで身を守ろうとします。危険を感じたり、びっくりしたりすればやはり身体はギュッと縮み、心臓はドキドキし、呼吸は荒く浅くハアハアします。

つまり環境の急な変化に対しては縮んで身を固め、平穏ならばリラックスしてゆるみやすいわけです。

身の周りの環境の変動によって身体のリズムは乱れますが、回復して安定を取り戻す力も身体には備わっています。

＊本書では、とくに③の環境の変化に身体がどう応じてバランスをとろうとするのか、「整体観察」の現場からリポートしています。

《流れ》

整体的にみた〝生きる〟ことのもう一つの側面は、《流れ》があるということです。

血液やリンパ液、脊髄液などの体液も流れ続けていますし、脳波や、心臓の電気信号などの電流もあります。

整体の現場では、体液の流れや電流を物理的にモニターするわけではなく、身体の体感的流れ感（微細な振動や体内の温感と体表の涼感など）を共鳴的に感じながら、流れの強弱、停滞、つかえ、集中・発散などを体感的にモニターします。全身をスムーズに気持ちよく流れるように促すのが整体の〝術〟だといえるでしょう。

この《流れ》の体感を、〝気の流れ〟と呼んでいます。〝気〟とは物理的何かというより、体感される現象、働きとしてとりあえず押さえておきましょう。身体同士のあいだで感じる〝雰囲気〟や〝気配〟といったものも〝気〟といえます。

たとえば激しく流れれば、ジンジンしたりビリビリしたりしやすく、流れが強くてもスムーズに流れていれば、振動が細かくさらさらして、シーンと静かな感触になります。また流れが強ければ、体内的には温かく、または熱く感じ、とくに強い流れがつかえると熱苦しく感じます。スムーズに流れていれば、体内は温かく、体表は涼しくなります。

整体観察という方法　どのように観るのか

ふつうの「観察」と違うのは、整体の現場プロセスとしての〝観察〟だということです。

たとえば強いストレスやショックを受けると、顔の一部がギュッと縮んで表情が歪《ゆが》むのは誰もが経験し、見たこともあることでしょう。同じようなことが全身でも起きます。顔の表情が引きつったり、焦ったり、こわばったりするように、全身を観てもその一部が固まるわけです。その全身の表情を、ホッとした表情に導くのが整体のプロセスです。

たとえば、うつ伏せになっている〝受け手〟の身体を〝観る〟とき、形状だけでわかることも色々ありますが、背中や腰、骨盤に軽く触れてゆらしてみます。すると、局部的に硬かったり、重い手応えを感じることが多いです。その辺りの左右を比べると、大概は硬さ・重さの感触に差があります。

この場合、硬さ・重さを「計量」しているのと違うのは、揺らしている間に（うまく間《ま》が合うと）受け手の身体に反応が起きて、自らゆるんで軽くなっていくことがよくあるということです。

実際には、そうすべてが簡単にいくわけはないので、触れる角度を変えたり、まったく別のところからアプローチしたりしますが、基本はそういうことです。

また〝観察〟中、術者側は呼吸の動きの感触の変化を観《み》、流れの感触（振動・温感・涼感）も同時に全身で体感的にモニターします。硬くなっているところがゆるむと、その部分の呼吸の動きは大きく深くなります。

〝整体観察〟とは全身の表情を読み出しながら、共鳴的に全身で感じるプロセスです。〝観て〟いる間に、身体同士が互いに反応し、身体のバランスが変化していきます。

《縮む↔ゆるむ》のもう一つの基本……左右同じようには動かない

縮んだり、ゆるんだり、全身均等に動いてくれれば問題は起きないのですが、実際は身体の一部がとくに縮んだり、ゆるんだりします。左右の動きにも大きな差があります。

たとえば急に寒くなったりすれば、身体はギュッと縮んで身を守ろうとします。しかし左右同時には縮まず、時間差があります。左が先に縮み、右は遅れて縮みます。このとき左側が縮んで必要以上に固くなってしまうと、右は縮みにくくなって、身体のどこかが痛くなったり、風邪を引いたり、最近では「寒暖差アレルギー」と呼ばれるようになった鼻・喉・皮膚の炎症が起きやすくなり、体調を崩します。

逆に急に暖かく、暑くなったときは、右側が先にゆるみます。これも急激だと身体がついていけず、うまく放熱できません。季節によっても違いますが、頭や胸、腎臓などに熱がこもり、お腹は冷えて、眠りが浅くなったり寝苦しくなったり、自律神経の働きが不安定になったり「熱中症」になったりします。2000年代になってからは「熱中症搬送」が多くなって度々ニュースにもなってきました。

急に寒くなったときも、暑くなったときも、縮んでいる左側を少しゆるめると、左右が揃って全体に弾力が生まれ、寒さにも暑さにも適応するようになります。

《左が縮む→右が縮む》↕《右がゆるむ→左がゆるむ》、この左右の時間差を含んだ《縮む↕ゆるむ》の動きがスムーズに連続することが元気と安定を生みます。ただし、左が縮みすぎて固くなると右が縮みにくくなり、右が急にゆるみすぎると左がゆるみにくなります。

左右揃ってよくゆるむほど、反転してよく縮み、よく縮むほどよくゆるみやすくなります。よく遊び（＝よく集中＝よく縮む）よく眠る（＝よくリラックス＝よくゆるむ）というサイクルが、左右差を孕みながらスムーズに回っていることが身心の快適です。

月のリズム【94〜95頁図】

月サイクルの身体の変化の中にも、《縮む↕ゆるむ》のリズムがあります。骨盤を中心とした生理（月経）のリズムは強力です。その中にも左右の時間差を伴う波があります。

生理の3〜4日前から、骨盤の右側がゆるみ始めます。骨盤左側がゆるみ始めると生理が始まります（骨盤底の左が固まっていてうまくゆるまないと生理が来ないが、骨盤の左側に軽く触れてその緊張をゆるめれば、その日または翌日には生理になる）。

生理の3〜4日目に左右ともゆるみ切ると、一転して骨盤は縮んで生理も収束します。生理後から排卵までが骨盤が最も縮みます。排卵を過ぎると骨盤は少し柔らかくなり、また生理の少し前にゆるみ始めるわけです。

この月のリズムは強力です。気分も大きく左右されます。順調なら生理でリラックスして眠くなったりもしやすく、生理が終わると集中力・気分が高まり、排卵後は穏やかになります。

月の波が順調なら、生理前から生理の間は、右→左→左右全開という順に、骨盤を中心に身心がゆるんでいく時期です。実際には順調にゆるまないことも多いので、リラックスどころか不調になることも多いのです。

この次にお話しする季節に応答する身体のリズムの中でいえば、生理の期間は、骨盤がゆるんで眠くなったり、排泄が高まったりする春に似ています。

ただし月リズムの中では生理の後に骨盤が最も縮みますが、季節の中では春の直前の真冬に骨盤は最も縮みやすくなります。

年（季節）のリズム

90年代の後半、整体に関わって20年過ぎた頃です。ワークショップをやってくれないかというお誘いを受けました。それまでも、ワークショップに近いことはある程度やっていましたが、内容的にはその時々の思いつきで、あまり一貫性はない感じでした。

そこで、同じメンバーで定期的に継続するにあたって、もう少しやり方を整理して、その折々の身体に共通する要素を取り上げて、テーマにしようと考えました。

生理（月経）のリズムと骨盤の動き

順調

骨盤左、順調にゆるむ

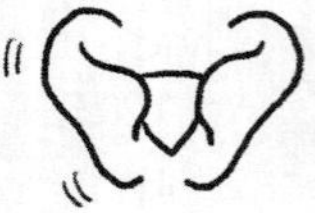

生理前半

右がゆるみはじめる

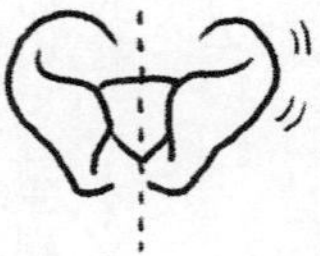

(生理３～４日前)

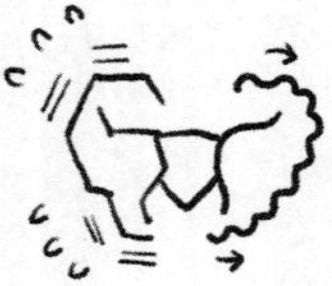

左が固まっていると、
生理そのものが始まらない
生理が始まっても
左のゆるみ方が不充分、
なめらかでないと、生理痛、
イライラがある

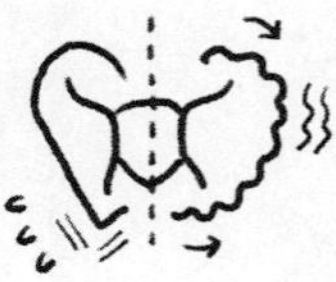

右はゆるむが
左が固まっているようなとき
左右差が大きいほど
不調が生まれやすい
そのまま生理が
始まらない場合も

不調

骨盤底部が少しゆるむ
リラックス
安定感がある

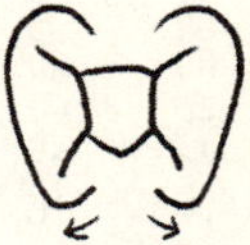

排卵後

ギュッと縮む
(上下左右そろって)
お尻が引き締まる
テンションが上がる

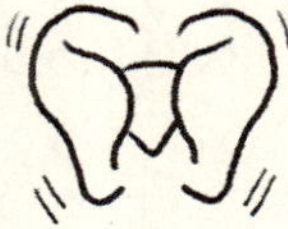

生理後〜排卵

左右ともゆるんで広がる
お尻もゆるんで平ら
便がゆるくなりやすい

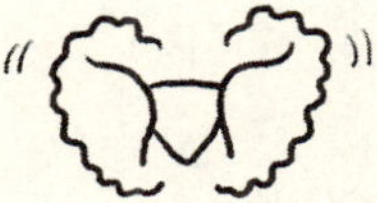

生理３〜４日目

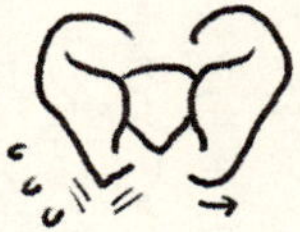

左骨盤底部が固まり
右だけゆるむ
左右差が大きいと不調
(PMS)

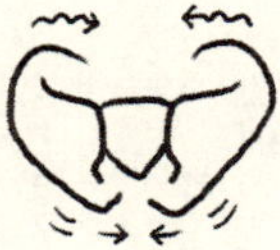

底部だけちぢむ
(上部ちぢみにくい)
尾てい骨のまわりが硬くなる
＝仙骨の先っぽ（尻尾）
テンション上がるが
気分不安定

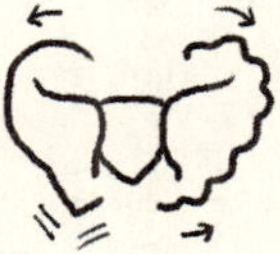

生理３〜４日目以降でも
ゆるみ方が不充分なとき、
左の骨盤底部がゆるみにくい
生理が長引く場合も

誰にも共通して訪れる季節の変化、そしてそれに応じた身体が感じる季節感があります。それまでも季節の変化に応じて、身体の変化の要になる動きや特徴的バランス、反応が敏感になるポイント（椎骨、ツボなど）があるということは意識してきましたが、それを機に季節的な身体の反応をより詳しく整理するようになりました。

毎年12ヶ月間の季節循環に応じて刻まれた身体バランスの進行パターンは、一曲12小節の音楽のリズムパターンあるいはコード進行のようです。江戸時代の昔から現代にまでつながる俳句には、季語という基本タームがあります。私たちそれぞれの〝身体の歌〟にも季語があります。

季語には、季節の体感が染み込んでいると思います。季語に出会った瞬間に、身体ごと季節の空気の中に入っていきます。400年ほど前の芭蕉の俳句を読んでも、その〝体感〟が今でもよく感じられます。少なくとも400年以上ずっと季語（＝季節の体感）は生きているのだと思います。

身体はただ消極的に季節に適応しているだけでなく、この〝季語〟が身体を能動的に活かしているのです。この重要性は、次第により明らかになってきました。身体の季節的反応の波に積極的に乗っていくように促すこと。これが今では、少なくとも私の場合、整体の具体的なメソッドの要になってきました。

2009年、拙著『整体かれんだー』（日本エディタースクール出版部）に、この季節の進行についてまとめました。ところが皮肉にも、〝身体の歳時記〟ともいうべきこの本を編んでいた2000年代に入ってから、気候変動が加速され、季節に応じた身体の動きの中でも、〝定型〟が乱れ、〝破調〟が生まれやすくなってきました（後の章で詳しく）。

季節に応じた身体の定型的動きを《縮む↕ゆるむ》を中心に骨盤の動きを中心にしてざっと見渡すと、次のようになります。

季節の身体　基本的動きとは

旧暦の初春＝2月には、骨盤の右側からゆるみ始めます。身体のリセットと再生の季節が始まります。

3月には、頭から足先に向かう体表の気の流れが強まります。冬の間は体内に潜んでいた気の流れは体表に現れて、発散し排泄を促します。

4月には骨盤の左側も大きくゆるんで、ゆるみ切ります。年間最大のゆるみ＝休養期です。

5月には一転、フンドシを締め直すかのように縮みます。

6月＝梅雨には、骨盤が捻れたり戻ったりする動きを繰り返しながら、汗をかきやすい夏向きのコンディションになっていきます。

7月には骨盤の左右の腸骨の前後傾の動きを柔らかくしながら、胸を中心に身体の側面をゆるめて放熱しやすい身体に変わっていきます。

8月には骨盤の真ん中の仙骨の動きを柔らかくしながら胸の中心部をゆるめ、この時季最も熱がこもりやすい胸の中心部からの放熱を促します。

9月には腸骨の動きを落ち着かせながら、涼しい時季への準備をします。

10月には骨盤の捻れを繰り返しながら、腰に弾力をつけ、脇腹を引き締めて、温まりやすいお腹になっていきます。

11月には冬に向かって骨盤を中心に身体を引き締める身構えに入ります。

12月には骨盤底部の左側を起点にして、骨盤が縮む動きを繰り返し、骨盤を中心に身体をギュッと縮める態勢に動きます。

1月には骨盤が最も縮んで、下腹を中心に内側から強力に温まるようになります。

気の流れから見ると

寒い冬には足元から脚の内側を昇って下腹に集注する流れが強まり、内から温まって熱を逃さないような身体になります。

春には頭から下りる体表の気の流れが強くなって身体をゆるめ、リラックスして休養、排泄を促します。

夏に向かっては、梅雨の時季に腰から腹への気の流れを促して腎臓の働きと発汗を高め、真夏には、身体の表面からの発散を高め、胸を中心に放熱しやすい身体になります。

秋になると、夏の発散中心の気の流れから、足元から腹へ向かう、身体を内側から温める気の流れが強まるようになっていきます。

＊

身体のバランスの周期的なリズムを持った動きについて見てきました。ここからは、整体の現場で観てきた社会環境の変化に応じた身体の動き、気候変動・地殻変動・パンデミックの中で身体はどう応答してきたのか、どう生き抜こうとしているのか見ていきましょう。

第Ⅱ章　身体は環境変動の最前線

パンデミック・気候変動の時代に向けて
身体は再編されて行く

21世紀　地殻変動と気候変動の中の身体

２０００年代に入ってからの世界的な気候変動＋地殻変動は誰もが認めるところでしょう。

地球温暖化が加速した実感があります。20世紀には、暑さで体調を崩す症状は「日射病」とか「熱射病」と呼ばれていましたが、２０００年に「熱中症」と統一されて定義しなおされました。それだけ症例も増えて日常化し、関心が高まったということですね。

「猛暑対応の常識」も２０００年前後でずいぶん変わりました。

１９８０年にスポーツドリンク・ポカリスエットが発売されたときは「こんな不味《まず》いものを誰が買う?!」くらいに思っていましたが、その後スポーツ時の水分補給が常識化されていった結果、１９９５年以降は14歳以下の熱中症死亡率が急減したと言われています。

「熱中症搬送」は２０１０年には5万人ほどに急増、２０１８年の猛暑では9万人超に跳ね上がります。「熱中症死」も急増し、「こまめな水分補給」や「熱中症アラート」など、熱中症に対する啓発活動も盛んになりました。猛暑対応の常識も大きく変わってきました。

また「2000年スマトラ島沖地震」以降、M8級の巨大地震が毎年のようにインドネシア周辺で起きるようになりました。そして2011年3・11東日本大震災が起きる。その中で起きた福島第一原発事故の衝撃は国内のみでなく、世界を揺さぶりました。

この2011年には、台風12号による「紀伊半島大水害」も起き、2010年代には台風以外でも、一つの地域に「50年に一度」と言われるような異常な豪雨をもたらすことも珍しくなくなりました。「線状降水帯」と呼ばれる気象用語が生まれました。

「季節外れ」に身体は応答する

2011年東日本大震災以降は、季節に応じた定型的な身体の応答もさらに大きく動揺し、季節を超える大きな変動の波を被るようになってきました。たびたび起きる「季節外れ」の天候ですが、それに応じて身体自身にも変動は現れます。

季節とは毎年繰り返される平均的な気候のリズムです。その季節のリズムに合わせて、身体は最適なバランスのとり合わせを身につけています。つまり身体そのものが季節を〝体現〟するメディアであり、季節感とは季節の移ろいに感応する身体の感触なのです。変化がだいたい例年通りなら、季節という音楽に合わせて身体は気持ちよく踊りやすく、リズムが外れれば当然踊りにくいわけです。

とくに2000年代に入ってからは、気候変動による「季節外れ」に応じて植物が季節外れに花開いたりするように、ヒトの身体も季節外れの動きを強いられるようになりました。

「〔コラム〕生命　千年のリズム」でも触れたように、たとえば女性は月経周期に応じて骨盤がゆるんだり縮んだりするリズムを刻みます。そのリズムが安定して刻まれていれば快適なわけですが、ギクシャクすれば不調が生まれます。気候変動が激しければ、身体の季節的リズムにも不順な動きと不調が生まれます。

昔から、雨が降るずっと前に頭が痛くなったり古傷が傷んだりして「体調で天気予報ができる」と嘆く（または自慢する?）人はいましたが、近年（2010年代〜）には低気圧が近づいたり、季節の変わり目の寒暖差などで体調が崩れることが「気象病」と呼ばれるようになりました。それだけ一般的なことになったわけですね。

私がはじめて整体の現場で〝身体の季節外れ〟が一斉に起きることがあるのに気がついたのは1994年の12月です。寒さに適応して骨盤が縮むはずの時季なのに、多くの人の骨盤が縮むどころか拡がってしまっていて、これは何だ？ と思ったのです。1995・1・17阪神淡路大震災の直前でした。3月にはオウム・地下鉄サリン事件がありました。

身体と大地震のあいだに直接的な関係があるとは簡単には言えないでしょう。しかし自然環境や社会環境の変動と、生態系（人工環境を含む）の一部である人の身体とのあいだが無関係とはいえません。

季節的な変化ばかりでなく、様々な環境の変化（地球環境から社会環境、人間関係などの環境）に応じて、身体はまことに細やかに感受性そのものをフェイズシフトしながら、最適な態勢を常にとろうとします。

大げさにいえば、社会を含めた生態系の前線が〝身の上〟に常にあるのです。

この20年ほどの間、身体がどのような「季節外れの動き」をしてきたのか見ていきましょう。

〝季節外れ〟に身体はどう応じるのか？

私のこれまでの整体の履歴を振り返ると、1990年頃には身体の季節的感受性を活かすことを整体の基本に据えはじめました。1994年、整体のワークショップを始めるに当たって試行錯誤の結果、誰にとってもほぼ共通な季節の移り変わりに応じた身体の反応を軸に、ワークショップのメニューを設定するようになりました。

２００９年に季節（月ごと）の身体の動き、感受性の変化をまとめた『整体かれんだー』を上梓しましたが、原稿を練り上げる過程で、５年ほどかけて季節の変化に応じた基本的な身体の動きと例外的な動きをふるい分ける作業を繰り返しました。

ところがこの頃には気候変動がすでに激しく、身体の季節性リズムの「正調」「破調」のふるい分けは、なかなか難しいものになりました。しかし、今振り返ると季節の変調の振り幅が大きくなり始めたこの頃に注意深く観察できたことで、身体の季節の定型と破調が却ってよく浮かび上がってきたとも思えます。

そこでまず「季節外れ」でない、身体の基本的な年周リズムについて見ておきましょう。

本来の身体の季節的な動きは、骨盤の動きを中心にして簡略化してみると、次の図①のような感じです。

骨盤がゆるんだり縮んだりする動きに関わりが深い穴（ツボ）足三里と血海の活動も、２０００年代になって際立ちましたので、特記してあります。骨盤のゆるみと身心のリラックスに関わる足三里は春、骨盤の引き締めに関わる血海【１０９頁図②】

1月	2月	3月	4月	5月	6月
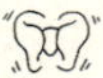	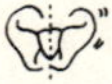	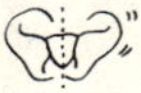	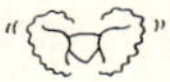	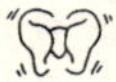	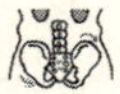
骨盤最も縮む	右ゆるみ始める 足三里	左もゆるみ始める 足三里	骨盤最もゆるむ 足三里	骨盤縮み直す 血海	骨盤捻れやすくなる

7月	8月	9月	10月	11月	12月
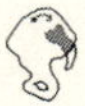	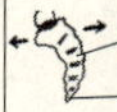	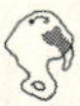	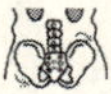	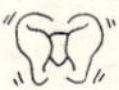	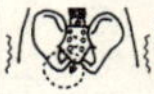
腸骨前後運動敏感	仙骨前後運動敏感	腸骨前後運動敏感	骨盤捻れやすくなる	骨盤縮み直す 血海	骨盤さらに縮もうとする

①１年間の骨盤の動き

は5月（春から夏への切り替え期）と11月（秋から冬への切り替え期）に活動が高まります。

四季本来の骨盤の動き

まずは季節に応答する骨盤の動きを整理しておきましょう。

寒い冬にはぎゅっと縮んで、春になるとゆるんで広がり（女性の生理のときと同じような動き）、5月になると「ふんどしを締め直す」ようにまた引き締まります。6月になると湿度の変化に敏感に反応して骨盤が捻れる動きを繰り返しながら、夏向きに汗をかきやすい身体になっていきます。真夏前の7月には骨盤の左右にある腸骨が前後に傾く動き（体幹が右に傾くと右腸骨が前に傾き、左に傾くと左腸骨が前に傾く平衡バランスの動き）が敏感になり胸の側面が柔らかくなって放熱しやすくなります。真夏の8月には骨盤の真ん中の仙骨が前後に傾く（同時に胸の中心部をゆるめて放熱する）動きが活発になり、9月になると再び腸骨の前・後傾の動きが敏感になり、徐々に胸の側面を引き締めて放熱から保温へ向かいます。10月には湿度の変化に敏感に応答して骨盤が捻れる動きを繰り返しながら、涼しさに適応しやすくすべく、発汗を鎮めていきます。11月になると冬に向けて再び「ふんどしを締め直す」ように下腹に気合を入れて骨盤を引き締め直します。ここからは12月・1月と寒さに対抗して肚

②血海と足三里

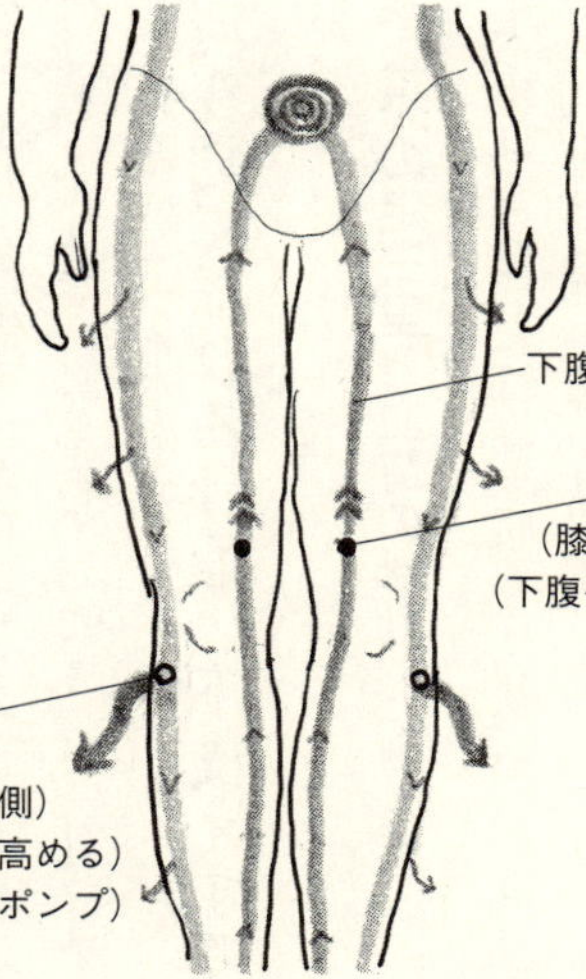

血海：下腹を温め引き締める＝集気ポンプ
足三里：身心のリラックス、排泄を高める＝排気ポンプ
通常、血海は骨盤を引き締めるように働き、足三里は骨盤をゆるめるように働く

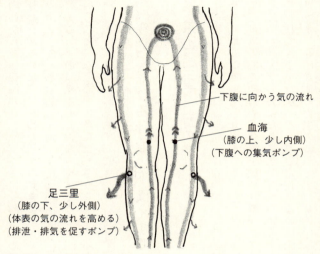

の内側から身体を温めるべく、さらに骨盤を縮めていきます。

骨盤をゆるめたり、縮めたりする動きに絞って大まかに言えば、春にゆるんで（リラックスする、あるいは生理前〜生理中のように眠くなったり不調になることも）、冬に縮む（下腹に集中して温まりやすくなる、逆に縮み方が弱いと冷えやすくなる）ということになります。冬には寒さから身を守るために身体がぎゅっと縮み、春になると一転して大きくゆるむわけです。

環境変動に揺れる骨盤　下支えする血海穴と足三里穴

四季本来の足三里と血海の活動

足三里は季節的には春＝暖かくなっていく時季に、骨盤を中心に身体がゆるんで、排泄を高めることに関わります。

足三里は骨盤をゆるめ、興奮を鎮めリラックスすること、発散・解毒・排泄を促すことに関わり、その要になります。昔から木の芽時（＝春先）は体調が不安定になると言われてきましたが、この不安定化あるいは流動化↓再生・再起動に関わるのが足三里です。春は身体の再生の時季です。身体は細胞レベルでも全身レベルでも解体と再生を常に内包して変化（成長・老化あるいは環境への適応）し続けていて、その大切な要になるのが足三里と見ていいと思います。

一方血海は身体の集中を高め、下腹を引き締める＝〝気合を入れる〟方向に働きます。骨盤を引き締め、下腹を温め、集中・安定を促します。季節的には5月（春から夏への切り替え）と11月（秋から冬への切り替え）に働きが高まります。

足三里（頭・骨盤―全身をゆるめる・排泄を促す）と血海（下腹を引き締める・集中する）という穴は対照的な働きをするツボです。

その位置も膝を中心として点対称の位置にあります。しかし互いの関係は、対抗的というよりは相補的なものです。互いの働きを高め合う側面もあります。

足三里の反応が敏感になるということは、整体の現場では、足三里に手を触れたり、近づけたりするだけでジーンと振動したり温かくなり、逆に手を離すと皮膚の表面が涼しくなります（但し流れが詰まっていると、手を離してからも触られている感じがしたり温かいままだったりする）。

血海の活動が活発な時には、触れると温かいというより熱くなります。

反応が敏感になるとは、手に触れられるそれぞれの穴（ツボ）が能動的に手と共鳴して反応が高まろうとするということでもあります。

足三里の活動は体表の気の流れを高め、全身の発散・流動化を促します。その途上では様々な症状が生まれもしますが、身心はリラックスに向かい、骨盤がゆるみきりリラックスしきると、呼吸は深くなり、全身がリセットされて骨盤も一転して引き締まります。この引き締まるときに発動するのが血海なのですが、足三里がよく働いてくれた場合ほど血海も働きやすくなり、逆もまた言えます。2010年代の身体の動静を見ると、両者の活動が同時に高まることも珍しくなくなっています。

気の流れから見ると、春先（2月）、頭から足へと下りてくる体表の気の流れが強くなり、頭の皮がゆるみ、後頭部も骨盤もゆるみ始めるというのが春の始まりで、気の流れは足三里を中心に発散するようになります。基本的に春の身体の気の流れの要になるのが足三里です。たとえばそれが冬から発動しているということは、冬の身体の反応と春の身体の反応が重なり合っていることになるわけです。これが2000年代には珍しくなくなってきました。やはり何やら環境変動とつながりがありそうです。

環境変動の中でも身心の集中とリラックスの働きをスムーズにして、環境適応をサポートしているのが血海と足三里だと思われます。図③と④で血海と足三里の働きを促すメソッドを紹介しておきましょう。

2000年代骨盤の動き、足三里・血海の活動が高まる

2000年代に入って（私の気がついたのは2002年1月から）本来春に活動を

③胸をゆるめる（血海―後谿《こうけい》）

血海―後谿（血海と小指の付け根＝後谿を響き合わせ、下腹を温め、同時に胸をゆるめる）

・血海の上に小指の付け根の関節の外側（後谿）を軽く置いておく
・血海の周りが温かくなり同時に下腹が温かくなる
・胸の中や肩甲骨の内側が温かく（場合によってはやや熱苦しく）なり、肩や腕の周りが涼しくなる（＝胸の中心部がゆるむ）

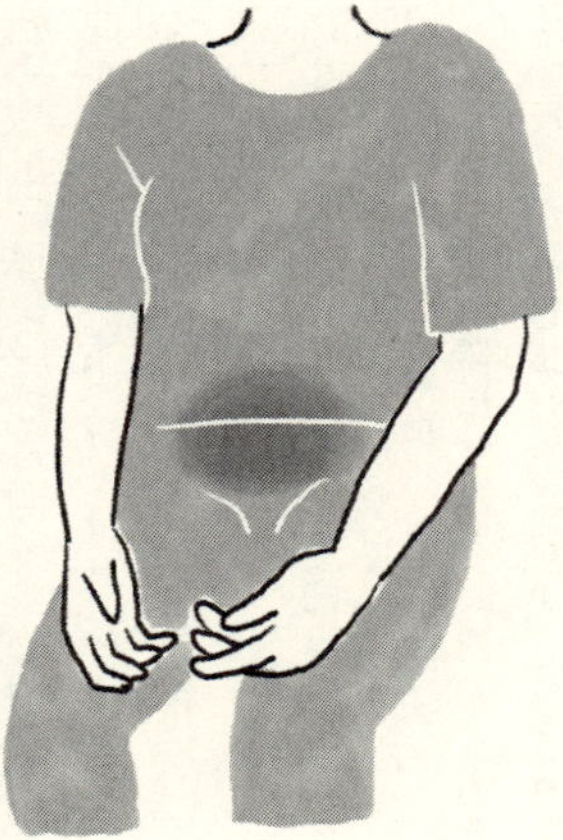

④足三里に気を通して発散・排泄を促す

・片膝の下を手首のあたりで抱え込むようにして、足三里に触れる
・お腹が温かくなり、全体的に体表は涼しくなる

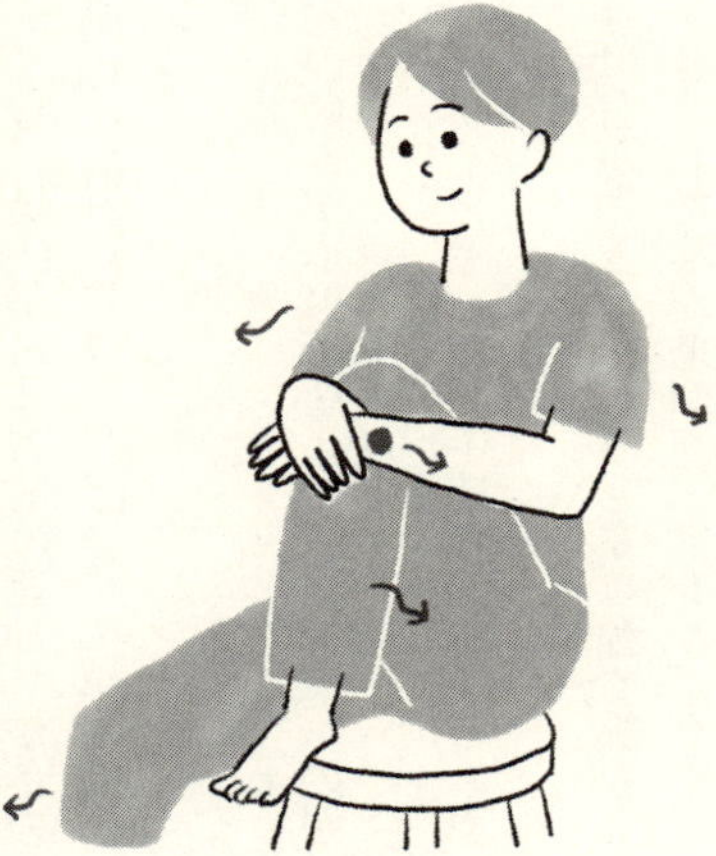

始める足三里（肘の外側、少し手首寄りの手三里も、足三里に基本的に連動）が冬の間から（場合によっては秋から）反応が敏感化、活発化していることが窺えます（2008年末～09年初の冬シーズンを除いて）。

（2002～23年）とくに足三里穴と血海穴の働きが季節を超えて活発になるのが目立ちます。

2002年以降はずっと（2006年、2009年を除いて）冬に骨盤がゆるみやすい反応が続きました（以下、**【図⑤参照】**）。

2011年の骨盤の動きは特別でした。1月に右が大きくゆるみ、左は強く縮むという不安定なバランスを経過した後、3・11ショックで縮み上がり、アレルギーや更年期的症状も一時的にストップしました。3週後の4月初旬から右側がゆるみ始め、6週後の4月下旬からは左側もゆるみ、少し緊張感がゆるんだ5月になってから例年の春のような足三里の反応が現れ、骨盤がゆるみました。また翌2012年の1月は足三里の働きが活発なのに骨盤はよく縮むという例外的な動きが起きました。

2013年（1月初旬から骨盤、大きくゆるむ）、2015年（1月下旬から骨盤、大きくゆるむ）、2016年（春に骨盤ゆるみにくく4月中旬には逆に縮んで、5月に足三里が反応、春のように骨盤がゆるむ）、2017年（春の骨盤、ゆるみが不完

⑤骨盤の開閉の動き─お尻と骨盤の断面図

（上が後ろ側、下が下腹側）
（仙骨２番の位置での断面）

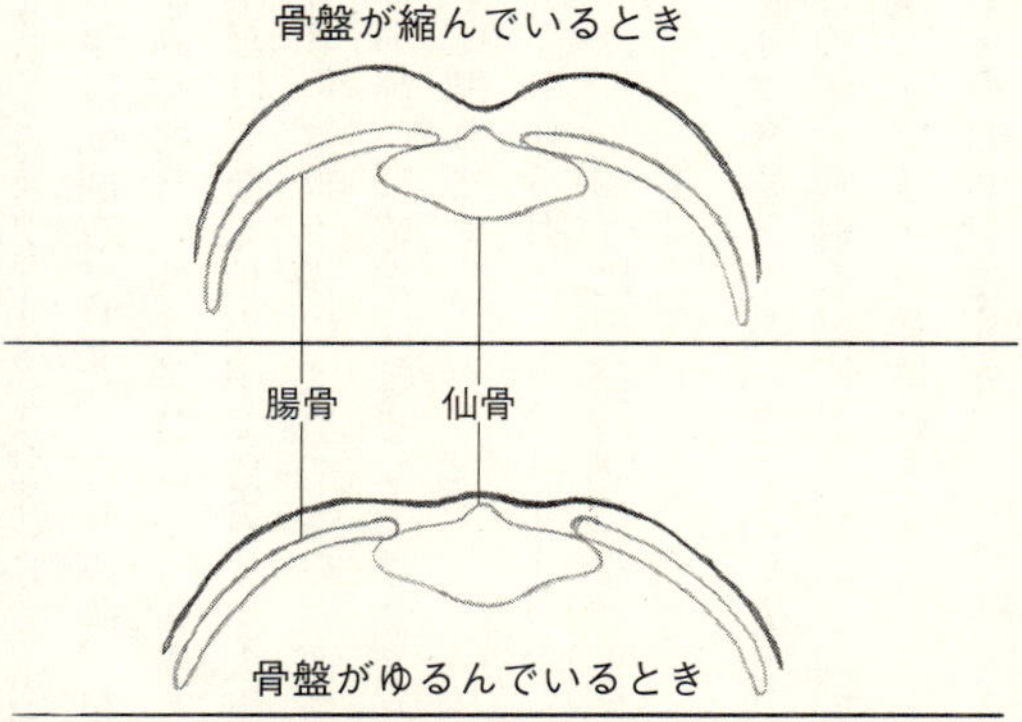

うつ伏せでの骨盤とお尻の断面イメージ

上図：骨盤が縮んでいるとき
　　左右腸骨の間隔・最も狭い仙骨２番との間で 1cm 以内の感触
　　お尻の筋肉がギュッと丸く盛り上がる
下図：骨盤がゆるんで広がっているとき
　　左右腸骨の間隔・最も狭い仙骨２番との間で２～3cm 以上
　　お尻の筋肉もゆるんで平べったくなる

通常、血海は骨盤を引き締めるように働き、足三里は骨盤をゆるめるように働く（114 頁参照）
（巻末の「2000 年代　環境変動と整体現場での身体観測」も参照してください）

全)、2017年秋冬~2018年春までずっと足三里が活発。

この2018年は転回点でした。5月以降、足三里が鎮まり、代わって血海のほうがずっと反応が高くなり、6~7月はさらに激しく、夏は猛暑。7月の熱中症搬送は5万人超(日本だけでなく世界中で猛暑、山火事)。

その後2020年コロナ禍に入ってさらに血海の活動が亢《たか》まり、2024年に至るまでずっと血海の高い反応が続きます(2020年からの「コロナ禍」の中での動きは後であらためて触れます)。

この間(2018年5月~2024年1月)、足三里の活動はずっとおとなしく、2024年の春に6年ぶりに再び活発になりました。

つまり、2018年春までは、冬のあいだから春のように足三里の反応が高まっているということです。骨盤も足三里の反応と同期して、真冬の寒さに適応するためにギュッと縮むことができず、逆にゆるんでしまってお腹が冷えやすくなるという〝困った応答〟をしてきたわけです。

その中でもとくに2011年3・11大震災・原発事故以降、2年半ほどは(~2013年11月)とくに足三里の強い反応が季節を超えてずっと続きました。この時期の足三里は〝3・11ショック〟で固まった身心をゆるめ、排泄・浄化を促す働きを担ったと思われます。その後も2014年末以降、冬（年によって秋）から足三里が敏感に反応することが多くなっています。

さらにまた、3・11震災の翌年2012年以降は、本来なら5月と11月にのみ集中して反応が高まる血海が5〜11月の間ずっと高い反応を続けることが多くなりました。2018年の5月からは血海の反応がさらに高まって、そのままコロナ禍へ突入、日常のリズムが崩れた不安定な環境を生き抜くための〝身構え・気構え〟を生む〝気合〟のポンプとして活動することになりました。

月経のリズムの中にもある骨盤の開閉の動き、開（＝ゆるむ・リラックス・放熱・排泄・流動化）と閉（集中・安定・保温）の往復運動の感受性がとくにこの2010年代以降、高い状態が続いていることが見て取れます。

とくに3・11以降、気候変動が質的にもう一段加速されたということも、多くの人が実感をもっているでしょう。極端化・局地化・突然化が著しいと言われます。「爆弾低気圧」とか「線状降水帯」など、かつては聞いたことがない気象用語をニュースなどでよく耳にするようになったのも2010年代になってからでしょう。東京の「猛暑日」（最高気温35℃以上）の日数も、2010年代には90年代、2000年代の2倍ほどに激増しています。

自然・社会環境の変動の激しさの中で、懸命に適応しようとする身体の動きが足三里と血海の活発な活動に現れていると思われます。

猛暑による夏バテ・秋バテで骨盤がゆるむパターン（2009年、2010年、2020年、2021年、2022年、2023年）も目立ちました。前述したように、20〜23年に関しては血海の活動が大変強く下腹の集中（＝身心の集中）度が高いにも関わらず、春だけでなく夏にも骨盤が大きくゆるんでいます。

またこの間の足三里の反応は控えめな感じでしたが、鈍かったわけではなく、血海の反応が激しいために目立たなかったというのが実感です（2023年猛暑については後で詳しく書きます）。

3・11　首都圏生活者の身心ショック、その回復は？

3・11東日本大震災＋福島原発事故
その後約2年間の身体の経過

（この経過は基本的に首都圏に生活する人たちのもので、直接の被災地の人たちにとっては

より過酷だったと思われます）

震災のショックによって最初に現れた分かりやすい身体の反応は、「地震酔い」でした。余震が連日のように起きたこともあり、揺れていないのに床が揺れているように感じた人は多かったと思います。「乗り物酔い」のように気持ち悪くなって吐いたという話もいくつか聞きました。

一方で、たとえばSkさんの場合、元々体質的に平衡感覚の安定に関わる頸椎4番－腰椎2番に疲れが出やすく、めまいを起こしやすい傾向があったので、私としては震災の後はさぞ「地震酔い」に見舞われているかと思っていたのですが、逆に「全然平気、普段よりむしろ安定している」と言うのです。ところが5月になって緊張感がややゆるんできて少し落ち着き始めたころに、胸の周りの緊張がゆるんだ割に中心部の緊張が取り残され、そこからは逆に、不安感に襲われるようになりました。

Aさんの場合は、気圧の変動などだけでなく、気温や湿度など、かすかな環境変化にも過敏に反応してすぐに体調に現れる体質で、以前から遥か彼方の低気圧に反応して、めまいや頭痛をよく起こしていました。ところが、震災前の2月にはめまいを起こしやすくなっていたのに、震災直後にはむしろ安定し「よく眠れるようになった」と言うのです。余震も頻発し、不安で眠りが浅くなるのが普通でしたから、これにはちょっと驚きました。震災のショックで却って気合が入って下腹中心にギュッと力が入り、身心の落ち着きが生まれていました。この場合は、震災前の2月の段階でのめまいは「地震予知」だったか？　とも思いましたし、「野生動物のようだな〜」と感心しました。

Oさんも過敏な体質ですが、震災後、特に原発事故のことをネットで調べまくって止まらなくなった。やや緊張が抜けた5月の連休のころから、今度は眠れなくなり、生まれて初めて睡眠薬を使った。「足が熱くて眠れない」と言うのです。6月になってからはどんどんゆるんで、今度は眠たくて仕方がなくなりました。つまり、3〜4月は身心が全体として興奮が高まり、5月になってややホッとして緊張を支えていた下腹の力が抜けてバランスが崩れ、頭や胸の緊張と興奮が優位になることで不眠になり、6月には頭も胸もゆるむ過程で逆に強い眠気に襲われるようになったという経過だと思います。

似たようなパターンですが、Stさんの場合は、5月の連休に入って激しい頭痛。3日間寝ていた（その前は異常に食べた＝緊張をゆるめるための一つの反応パターン）。しかしその後、胸の上の方が広がって柔らかくなり、「息が入る感じがするようになった」と言っていました。私の観察でも、それまでの数年の中で最も良く胸も骨盤底も弾力が出て呼吸が深くなり、安定したバランスになっていました。

骨盤の開閉の動きが回復を促す

このようにショックに対する身心の応答は順逆さまざまでしたが、3～4月の本来花粉症などのアレルギー症状が出やすい時季に、むしろ震災・原発事故ショックで身心のテンションが上がり、全く症状が出なかったという人はかなりいました。「ホットフラッシュがなくなった。治ったのかと思った」という人も複数いました。

3・11から7週間後の4月末～5月の連休のあたりが身体の反応の最初の転回点になったと思われます。

2011年5月に入ったころから花粉症が復活、皮膚炎や喘息が目立って多くなりました（全身的にはゆるみ傾向なのに、免疫反応に関係する胸椎5番は取り残されたような感じでゆるみにくい状態）。6月には骨盤がゆるみやすくなり、春のように眠りが浅くなって、昼間は眠い人が多くなりました。ぎっくり腰的症状も多くなりました。アレルギー症状、下痢、頻尿なども目立ちました。

その後の経過も簡略に記しておきます。

7月上旬のワークショップでは、参加者11人（40～60代の女性）のうち7人に皮膚炎があり、とくに首周辺に症状が出ていました。

8月、本来は胸がゆるんで放熱しやすくなるのですが、うまくゆるまず（胸椎4

番・5番がくっついて固まったまま)、9月に入るとさらに胸がゆるもうとするのですがスムーズにはいかず、整体中に手足がジーンと痺れる過換気的反応をする例が多くなり、10年ぶりに過換気発作を起こした人もいました。

10月には、骨盤のゆるみは少ないものの春のように足三里の反応がすごく高まって頭ののぼせ感、昼間の眠気など春的な反応が目立ちました。

11月には手足の力が抜けやすい傾向がでて、全身がゆるもうとしている気配はあるのですが、胸の中心の硬さは逆に目立ち、呼吸は浅く過換気的な傾向が目立ちました。

12月には真冬に向かって縮むはずの骨盤がゆるみ気味で、免疫系の基礎疾患のある人が何人か不調になりました。

2012年

1月、春のような頭ののぼせがあるものの、骨盤は真冬らしく一旦縮みました。2月、胸の中心の膻中穴に触れるとヒリヒリする人が多く、足三里の反応はとても敏感です。

3~4月、震災から1年経ち、骨盤も頭蓋骨も例年以上に大きくゆるみました。過換気、不安発作も、ぎっくり腰的症状、膝や足首などの痛みも多く見られました。

5~6月、足三里に加えて血海も反応が高まります。胸が大きくゆるもうとする動きが現れます。整体中に胸が大きくゆるむ過程で、過換気的反応(息苦しくなったり、手足がしびれたり）もよく見られました。

7～8月、骨盤の開閉の動きが大きい（胸をゆるめるためと思われる）。

9月、過換気的傾向が続きながら、一方でくっついて固まっていた胸椎4―5番がゆるみ始める。

10～12月、胸がゆるむ反応が続き、寒暖差に敏感になる。仙骨の動きが不安定（左下が硬くなりやすい）【図⑥】。

⑥仙骨左下部の動きが硬くなる

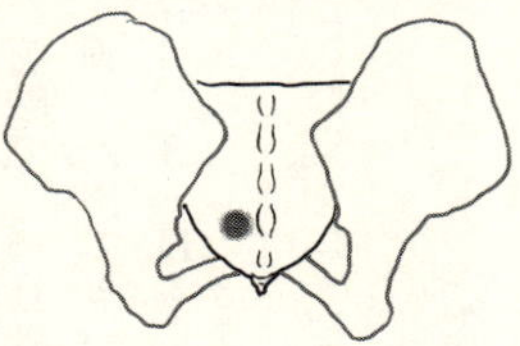

後ろから見た図
仙骨下部（とくに左）の動き固まる
（仙骨の呼吸運動、浅く不安定になる）

2013年

1～2月、胸がゆるむ反応がさらに大きくなる。真冬にもかかわらず骨盤も同時に大きくゆるむ。足三里・血海ともに活動加速。胸の動きと深く連動する仙骨の動きは、右側が回復してきましたが、右に比べて左側（とくに左下部）には動きの硬さが残りました。

3～4月、身体がリラックスしていくとき、右に比べて左側がゆるみにくいのですが、この時期は左側が大きくゆるんできました。4月末にはゆるみきった感触で、一旦骨盤の開閉の動きに落ち着きを見せます。硬かった仙骨の左側も、少し弾力が出てきた手応えを感じました。

5月、3・11震災から2年を超えて、一応の身体のリセットの節目と見ました。

この時期のTwitter（現X）（身がままリポート）から引用しておきます。

2013・4・29身がままリポート

今年になってから4ヶ月間、ずっと骨盤がゆるみやすく不安定な状態が続いていましたが、ようやく落ち着く気配です。胸椎5番左+仙骨4番左も弾力回復傾向です。血海（膝の上の内側）の活動が活発になり、ゆるみやすかった骨盤が一転して引き締まろうとしています。

3・11後2年目の身体の節目を越えようとしているようです。終わったというよりも、ここから始まるといった方がいいのでしょう。震災前の身体に戻るわけではなく震災後の身体になったという感じ。何が変わったのか……。それはまだ(・_・?)

2011・3・11東日本大震災+福島原発事故は身心にとって大きな転回点となったと思います。気候変動も地殻変動も一段と加速しました。人間社会の情報環境も、スマホと〝SNSの時代〟に入って何事もあっという間に盛り上がって広まり、あっという間に忘れ去られる流れです。

私たちの身体は環境の激動や情報の激流にさらされながら、身心の〝適応の幅〟を拡張しようと試行錯誤しているように思われました。

足三里（リラックス）と血海（集中）、骨盤のゆるみ（リラックス）と骨盤の縮み（集中）は大きな変動の波を乗り切るための〝身のこなし〟といえそうです。

環境変動にとまどう仙骨、落ち着く仙骨

３・11の翌年２０１２年から目立ってきた仙骨の動きの不安定（仙骨左下部の動きの硬化）は、その後徐々に回復し、２０１７年頃には目立たなくなっていましたが、コロナ禍の前年２０１９年から再び仙骨の動きが硬く不安定になり、コロナ禍を通して（２０２３年春まで）続きました。環境が流動化し「いつ何が起きるか分からない」不穏な状況に、対応する情報応答＝仙骨の前後運動もギクシャクするようになったと思われます。つまり80〜90年代の環境情報の〝量的拡大〟に対して、２０００年代からは〝質的変動〟の時代になったといってよさそうです。２０１１年３・11震災・原発事故後と２０２０〜２３年のコロナ禍は私たちの身体にとって、当然ながら大きな試練でした。

仙骨の動きの側からみると、2012〜17年は3・11震災・原発事故のショックからの回復過程の反応だったのに対して、2019年5月頃からの仙骨の動きの硬さはコロナ禍への身体の〝予感〞から仙骨が反応し始めたようにも見えるのです（仙骨左下部の動きの硬化＋左腸骨の動きも硬くなって後傾）。

環境の変動に応じる身のこなしがギクシャクするときには仙骨の〝お辞儀〞するような動きがひきつり、逆に適応がスムーズになるときには仙骨の〝お辞儀〞する動きもなめらかになる。環境の変化への適応の順・不順が骨盤の動きの安定・不安定にリンクしていると思われます【図⑦】。

2023年春には、骨盤から全身に及ぶ大きなゆるみの波の中で、仙骨左下部の動きも弾力を回復してきました。

「コロナ明け」の2023年も、新型コロナの流行は相変わらずでしたが、3年経って多くの人が対応の仕方について慣れてきたというか、仙骨の動きもだいぶ落ち着いてきました。

2020年〜コロナ禍を受けた身のこなし

3・11震災・原発事故の後とも共通していた〝初期応答〟

3月には新型コロナの拡大に備えて、全国すべての小・中・高校に春休みまで臨時休業を行う政府要請、4月7日には「緊急事態宣言」が出ます。

⑦仙骨の安定・不安定

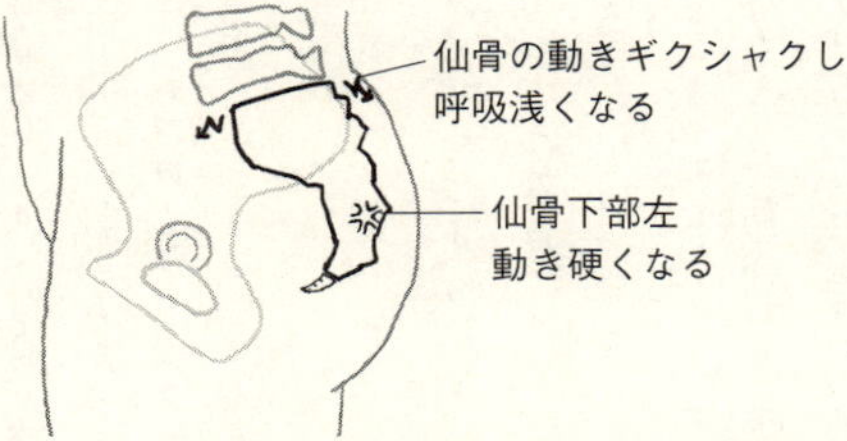

仙骨下部左の動き硬くなる→仙骨の動きギクシャクし呼吸浅くなる
状況に応答して（応＝前へ・避＝後へ）滑らかに動くのが仙骨の動きの基本
仙骨が呼吸や前後の重心移動とともに前後に滑らかに動けば身心に安定と落ち着きが生まれやすい（前後に滑らかに動くこと＝安定）
仙骨が捻れたり、引きつれたりして前後の動きの滑らかさを失うと、身心に不安や焦りが生まれやすい

2020・4・3身がままリポート（身がまま整体ツイッター）

花粉症が軽い人が多く、例年しばらく沖縄に避難するような人でも「軽い」といいます。これもコロナショックの影響か？　胸椎11番がONで、交感神経も興奮している結果でしょう。3・11の時は連休ころまで症状は軽く、例年楽になるはずの連休明けに〝復活〟しました。

3・11大震災のときと同様に、〝コロナショック〟の身心の興奮のもとで頭や胸が固まってゆるみにくく、花粉症の最盛期にもかかわらず、重い「花粉症持ち」の人でも症状が出にくくなりました。逆にコロナ禍の出口の2023年春は、この3年間「もう花粉症は治ったと思っていた」人たちに再び花粉症が現れました（翌2024年春も）。花粉の飛散量の多さも一因ですが、それ以上に身体（頭・胸・骨盤）のゆるみの影響が大きかったと思われます。花粉症以外に皮膚炎も多く、コロナ禍で少なかった発熱症状や、「腰砕け」のような骨盤の大きなゆるみによって「ぎっくり腰」的腰痛も多く見られました。

2020・5・15身がままリポート（身がまま整体ツイッター）

長く続くストレスの中で、少し気がゆるむと、右半身だけがゆるんで、左右の緊張の差が大きくなりなります。緊張と興奮で抑え込まれていた疲れが表に現れて、いろいろな症状が出やすくなってきました。

3・11大震災も、新型コロナのショックも季節は春でした。春は本来、頭も骨盤もゆるんで身心がリラックスし、リセットされるべき時季なのに、逆に大きなショックとストレスに見舞われました。しかし一方特別なショックがなくても、たとえば仕事上3・4月は年度末・年度初めでもあり、繁忙期ストレスでゆるむ暇がない人も多いのが実際です。持ち越された緊張が5月の連休あたりになってからガクッとゆるんで「ぎっくり腰」などになったり、アレルギー症状や自律神経の系の不調が出たり、「五月病」と言われるような不調が現れたりすることも多いわけです。

変動ショックからの回復プロセス

ここで一旦、環境変動への身体の応答のプロセスをまとめておきましょう。

起　環境変動のショックで身体が縮んで固まる
承　身心がリラックスし始める過程で痛みや不調が現れる
転　骨盤を始めとして全身が大きくゆるんでリセット
結　回復・安定＝同時に新たな環境への適応を身につける

コロナ禍に見ためまい――腸骨の動きとリンクしていた

腸骨の動きがなにげない日常感覚を支えている

環境変動のショックに対して大きな対応として〝身を縮めて耐える〟(=骨盤が縮まる)〜ちょっと〝気がゆるむ〟(=骨盤がゆるむ)というプロセスがあること。そして変動に対応することにだんだん疲れてくると、仙骨の動きが一部固まってギクシャクすることを見てきました。

もう一つの鍵になる動きがあります。左右の腸骨の動き(重心移動の初動)です。これは先が見えない状況の中で、次々に直面する「想定外」の状況に即応する=直感的な行動の起点になる動きです。

左右の重心移動の起点、重心バランスのボトムで腸骨が左右交互に前後に動く

これが同時に平衡感覚・空間認知の安定の基礎になることも、とくにコロナ禍を過ごす中でハッキリ見えてきました。つまり日常感覚の基本そのものと言ってもいいで

しょう。

また腸骨の動きは、腸骨の〝足元〟になる股関節の動きとも不可分です。腸骨の動きはまたその上に乗る体幹の左右バランスを調整し平衡感覚を生む起点にもなります。

「めまいが起きてしまいそうな」ときに

身心がショックを受けると、「めまいを起こしそうになる」とか「めまいを感じる」という比喩表現が使われることがありますが、ほんとうに体感に基づいているのだなあと実感します。

整体の現場での観察でも、2000年代の気候変動の中でめまいが起きやすくなり、3・11大震災・原発事故の後も、コロナ禍の中でも、めまい症状は多発するのを観てきました。数多くの〝めまいの身体〟を観てきたことで、めまいを起こしやすい身体のバランスがよく見えてきました。それは耳という聴覚・平衡感覚器官の局部的トラブルではなく、股関節からボトムアップする姿勢バランスの動きのしなやかさの失調でした。

体幹のボトムで骨盤と脚をつなぐのが股関節ですが、股関節に乗っている左右の腸骨が協調して前後に動きながら微細に平衡を保ちます。立っているときも、坐っているときも、歩いているときも、腸骨のなめらかな動きが上体の安定を生みます。

とくにコロナ禍では日常の行動も生活のリズムも制約を受け、何ごともなくても老化で動きのしなやかさが失われていく高齢者ほど、急速に足元が不安定化しました。高齢者は「コロナ弱者」であり「行動自粛」も強く求められました。長期間行動が抑制された結果、元々老化で固まりやすい股関節が錆びつくかのように固くなって、足元―股関節―腸骨―体幹の互いに滑らかに連動することから生まれる平衡バランスもギクシャクして不安定になったのです。

この足元からの不安定は、たとえば人混みで人とすれ違うという何気ない身のこなしに影響します。「人とすれ違う」といったまったく無意識にできていたことが心許ない。まったく無意識にできていただけに、どうしていいか分からなくなります。ここから不安が生まれたり自信が揺らいだり、身の周りの空間への手応えのようなものが不確かになるのです。

つまり身の周りの空間感覚・時間感覚、様々なものごとへの手応え＝認知があやしくなるのです。高齢者の認知症がコロナ禍の中で急速に進んだという話はたくさん聞きました。

ここで脚（股関節）のギクシャクした動き―足元の不安定―ふわふわ感―身をかわせない感―「乗り物酔い」のようなムカムカ感―くらくら感―めまい―グラっとする

感、などなど多様な〝めまい感覚〟を現してきた2000年代の身体を整体の現場から振り返ってみます。

めまいと環境変動

日常空間・日常行動に支えられて安定していた身心が〝拠り所〟を失ったとき、足元が不安定な「乗り物酔い」空間が生まれました。身心の安定は身体を包む環境に依存していることがよく分かります。

2007年　11月　めまい多発（8〜9月記録的猛暑）（9月スマトラ島沖地震）。
2008年　春〜夏　めまい多発（偏西風大蛇行。7〜8月猛暑、「大気不安定」局地的豪雨、雷雨多発）（5月四川大地震、9月リーマンショック）。
2011年　2月からめまい多発。3・11震災後、3〜4月「地震酔い」「乗り物酔い」めまい多発。
2015年　9月　めまい多発（7〜8月猛暑で記録的熱中症搬送）。10月になっても胸に熱がこもり、過換気・アレルギー症状多発。
2016年　1〜2月　めまい多発。
3月　骨盤、ゆるみにくい傾向。4月10日〜本来骨盤が最もゆるむ時季に縮む。

2019年　4月14・16日熊本地震（5月になってからあらためて骨盤ゆるむ）。
2019年　5月　めまい多発（仙骨の動きの不安定さ目立つようになる／前年5月より血海高反応続く）。
2020年　春、コロナショックに〝身構え〟ることで、骨盤（本来の春のようには）ゆるまず、めまいも目立たない。
　　　　8月　骨盤、ゆるむ（猛暑対応か？）
2021年　4月　骨盤、大きくゆるむ。同時にめまい多発。
2022年　10〜11月めまい多発（6〜9月猛暑多雨・高湿度）。

2000年代を通した整体の現場の記録を振り返ると、めまいが多発した2007・08年それから2015年。これは猛暑を受けての身体の反応だったと思われます。

2011年の2月の場合は3・11大震災の予兆的反応とも見られます。3〜4月は余震も多く、「地震酔い」「胃がムカムカする」なども含め、めまい症状が多発します。

2016年1〜2月にもめまいを起こす人が目立ちました。これも4月熊本地震の予兆反応かもしれません。

2019年5月、本来は春のあいだ不安定だった身体のバランスが安定しやすくなる時季ですから、この年5月のめまいの多発も何ごとかが起きる予兆反応と言えるかもしれません（ただし何が起きるのかわけが分からないわけですから「予知」とは言えません）。

2020年から3年にわたるコロナ環境下では、日常＝定常空間が壊れた流動的空間がめまいを誘発してきたと思われます。

2021年はとくに「人生初めまいを経験した」という話もよく聞かれました。めまいに慣れている人にとっても気分がもちろん悪いですが、それほど慌てません。初めて経験するとかなりショック（〝驚天動地〟）です。

（note身がまま整体　気響会〔webサイトnote〕に2018年より整体の現場での身体の動向を月・半年・一年ごとにまとめた記事を投稿している」　2022年2月14日記事「2021〜22年初の動向――身体の潮流が変わる」より）

めまい、頭痛、五十肩様の症状、足腰の痛み（股関節、膝、坐骨神経痛、脊柱管狭窄様の症状）はまだ多く見られます。12月上旬にひどいめまいで救急搬送された人が、病院で「めまいの救急が多い」と言われたそうです。ひどいめまいではなくても、足元が不安定な感じ、「乗り物酔い」のようなムカムカ感などの微妙なめまいはよく見られます。

一方でその不安定な環境に適応するために下腹に〝気合〟を入れてバランスをとる(=血海の活動を高める)という身体の応答が一貫して続いてきたわけです。

逆に見れば、身心の平衡感覚は安定した日常の時間や空間に大きく依存していたことが分かったのです。

たとえば建物の床をきっちり水平になるようにするのは建築の基本中の基本です。見た目では分からないようなわずかな傾きにも身体は違和感を感じます。床が0・5%傾いていれば違和感を感じ、1%傾いた床の上で生活すると多くの人がめまいを始めとする不調を起こすと言われています(とくに女性が敏感)。

コロナ禍中に目立った〝めまい〟の原因は?

3・11震災では床が揺れましたが、コロナ環境では床が揺れたわけでも傾いたわけでもありません。しかし私たちが行動する空間は狭く不自由になり、人と人のあいだの距離感と空間はその時その時の都合で伸び縮みする自在さが失われ、ゴリゴリ・ギクシャクしたものになりました。どこにいても透明なアクリル板に囲まれているような息づまる空気感に満ちていました。

もともと活動的な若者のほうが行動制限に窮屈さを感じやすかったということは想像しやすいです。しかし高齢者を多く観てきた感触でいうと、より大きな影響を受けたのは環境適応の柔軟性が少なくなっている高齢者のほうではないかとも思うのです。いずれにしろ、それ以前には買い物や、飲食、おしゃべり、旅行、コンサートなど、行動・生活パターンの中で身心のバランスをとってきたのに、生活・行動空間そのものがしぼんでしまったわけです。

季節の行事や、様々な祭り・イベントがなくなりました。私は年中行事にはほとんど関心がなく、俳句の歳時記に年中行事の季語がたくさん載っているのが不思議だったのですが、いざすべてが無くなってしまうと時間の流れの節目が無くなって、なんとも時間がのっぺりと流れ、頼りないものに感じられました。何月何日ということすらかなり怪しいものになりました。認知症のテストで「今日は何月何日ですか？」という質問があります。「何月何日」は、年中行事や季節のイベントや祭りのような長年繰り返されてきた節目の中に位置づけられてきたことがよく分かりました。

実際、高齢の家族の認知症状がコロナ禍に入って一気に進んだという話は、多くの人の身の周りで聞かれたと思います。

私たちの認知は、長年パターンとして生活に組み込まれた空間・時間の枠組みを頼りにして成り立っていたのです。行動に応じて伸び縮みする空間の広がりと、節目のイベントに彩られた枠組みがある時間の流れの中に、私たちの〝認知空間〟があるのが実感されました。

そうでなくても情報の洪水が渦を巻くような情報化社会の生活空間は、薄明るくて方向感覚もハッキリしない「今なんどき、どこにいる」感が不確かです。そこにコロナのKOパンチを喰らってフラフラになったようなわけです。

そして一方で、不確かな現実を受け止める不安から逃れるために、見晴らしの良いパノラマのような景色を提供してくれる〝ものの見方〟や、強硬な主張、「陰謀論」にしがみつく人たちが多くなったのも無理はないのです。「分断が深まった」とも、よく言われるようになりました。

〝めまい〟を通して見えた〝安定感〟のしくみ

慣れ親しんだ空間に支えられていた平衡感覚

これまで何も意識しないで生活してきましたが、私たちが当たり前に感じていた空間は私たちの身体をふわっと包んでそれとなく支えるような柔らかい構造を持っていたことが逆に感じられるようになりました。

日常が蒸発しました。当たり前に身をゆだねていた空間が、牢獄のような身動きのとれない空間になってしまいました。〔略〕繭のような柔らかな空間に身を包まれる感覚をイメージしてみましょう。

（2020・4・10身がままリポート　身がまま整体ツイッターより）

リラックスするということは、身の周りの空間に身をまかせられるということですが、コロナ禍の中では、〝気をつけ！〟状態です。そこで、固まっている身体を、周りの空気に寄りかかるようにしてみると、ゆるみやすくなります。

（2020・5・22身がままリポート　身がまま整体ツイッターより）

〝コロナ禍〟の環境の中、どこに行っても、家にいても、透明なアクリルボードに囲まれているような息苦しさがあります。誰もが無意識に〝身構えた〟状態になっています。リラックスとは身の周りの空間に安心して〝身をまかせる〟ということですが、身をまかせられる空間そのものが蒸発しました。日常生活の細部にわたって、自覚的にあるいは無自覚的に、身体が空間に圧迫され、動きが制限されているのがこのところの身体状況といえるでしょう。

（ｎｏｔｅ身がまま整体　気響会　２０２０年11月20日記事「コロナ禍中の身体　その２——身体はどう応えているのか」より）

コロナ環境下、不確かな時空間の中に生活する私たちの身体の〝手応え〟も、〝足の中で、手探り・足探りで生活することになったわけです。

コロナ禍2020~23年の3年間、めまいを起こしやすくなっている人を繰り返し観たことで、身体の動き、姿勢バランスとめまいの関係がよく見えてきました。

めまいにもグラデーションがあることがよく分かった

「めまい」と言うと、ぐるぐる回る「回転性めまい」を思い起こしやすいですが、それはめまい全体の一部です。「くらくらする」「足元がふわふわする」「(乗り物酔いのように)ムカムカする」のもめまい症状の範囲です。

たとえばトランポリンを初めて経験すると、トランポリンの上に数分いただけで床の上に降りるとふわふわしたり、膝がガクガクしたりします。これも一種のめまいです。つまり床が平らで安定しているということが日常の姿勢の安定と平衡感覚の前提になっているわけです。初めて大きなめまいに見舞われた人はパニックになります。コロナ禍ではそんな経験をする人がたくさん出ました。

もちろん〝揺れ〟に対する感受性、〝めまい〟の感じやすさには大きな個人差もありますが、思いも寄らない環境の変動に出会ったとき、私たちはそれを全身で受け止めて〝めまい〟が起きやすくなるのです。

私は「乗り物酔い」しやすい子どもだったのを思い出します。20世紀半ばですから、クルマのサスペンションも性能が悪く、よく揺れたものです。すぐにムカムカ気持ち悪くなりました。しかしその後クルマに乗る機会が増え身体が揺れに〝慣れ〟てくると、揺れに合わせて柔らかく姿勢のバランスをとって安定させられるようになり、だんだん酔わなくなっていきました。

股関節（＝体幹を下支えする2つの軸）の働きが上体を安定させる

具体的な身体の動きの中で言えば、股関節（腸骨と大腿骨をつなぐ関節）の動きがギクシャクしてなめらかさを失うことが平衡感覚に大きく関わる。これがとてもリアルでした。

体幹をボトムで受ける2つの軸＝股関節の微細でなめらかな動きが足腰と上体の体勢と動きをしなやかに安定させるのです。

逆に言えば、トランポリンのような不安定な足元でも、さらには不安定な空間の中に置かれたときにも、それになんとか適応して、動きや姿勢が安定するようなしなやかさを手に入れることもできるということです。それは床や地面だけではなく身の周りを包む生活空間すべてにわたります。そしてまた、どんな空間にもだんだんによく適応してしなやかな身構えを生むこともできるのではないかと思うのです。

⑧腸骨—股関節—左右平衡バランス

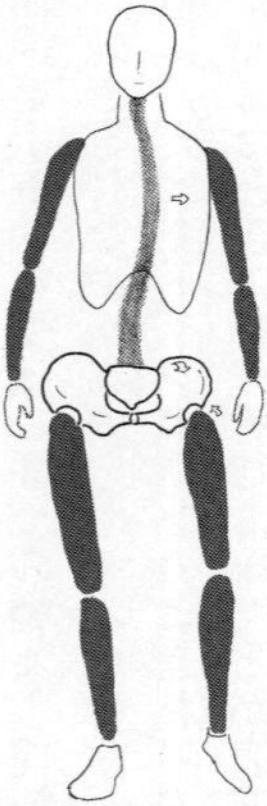

歩くときや様々な動作の初動＝腸骨・
股関節—左右の重心移動
→左右バランス＝平衡感覚の基礎
左腸骨前傾＝左脚、上げる
左脚から前にまたは左方向に動くとき、
重心は左に傾く

ギクシャクする股関節からめまいが生まれた

股関節の上に乗った左右の腸骨が、立っているときも坐っているときも、前後に微細になめらかに動いて上体の安定を保っています。歩いているときも左右交互に腸骨が前に傾くことでスムーズに重心移動できます【図⑧⑨】。逆に股関節—腸骨の動きが固くなると、足元がギクシャクし、上体もグラグラしやすくなります。【図⑩】

⑨姿勢バランス　腸骨、腰椎（背面図）

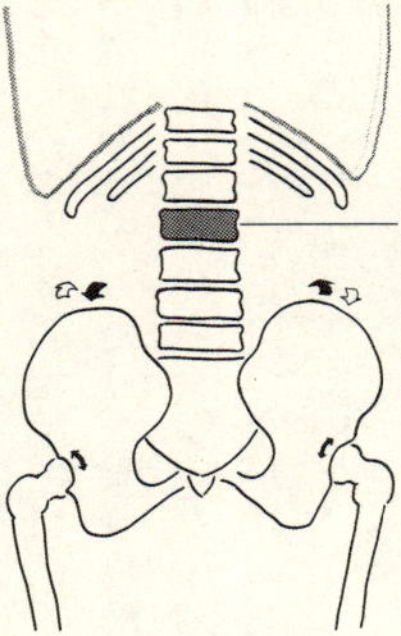

⬆：右に重心が傾く＝右腸骨が前に傾く
⇧：左に重心が傾く＝左腸骨が前に傾く
左右バランス＝腰椎２番を要として腸骨～股関節が連動する

⑩「コロナ疲れ」の腰つき

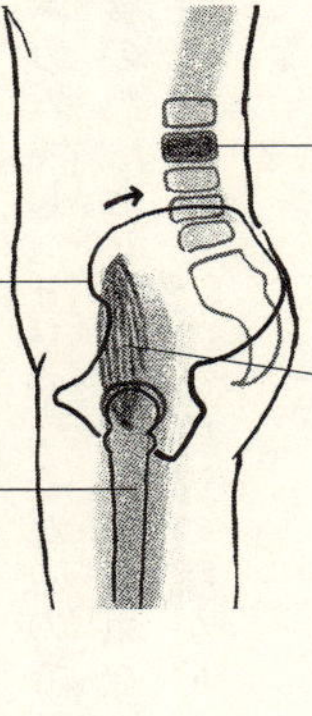

腸骨筋の力が抜ける→腸骨が後ろに傾く（＝腰椎２番が固まる）→大腿筋膜張筋が張る→（ひどくなると）→「脊柱管狭窄症」

たとえば見る、読むということは眼―視神経―脳の働きが全てではありません。その前提として頭の位置が安定している必要があります。コロナ禍中で多く見られた股関節―腸骨の硬化あるいはギクシャク化したバランスでは、上体が不規則に揺れて頭がうまく静止できない結果、「眼がすごく疲れやすい」という人が多く見られました。めまいが多発する環境では、くらくらするようなめまいを感じるほどでなくても、眼が疲れやすかったり、乗り物酔いのようにムカムカしたりしやすくなるのです。

股関節―腸骨のギクシャクすることが、足腰の感触としては、足元の覚束ない感覚、ふわふわした感覚につながり、あるいは脚が疲れやすい、股関節周辺や膝が歩くと痛むことにもつながりました。

＊対処については、第Ⅱ章173（説明）～175ページ図⑳㉑ 胸の周り（とくに側面）をゆるめる（足元が安定し、足腰が軽くなり、めまいにも有効）参照。

コロナ禍　最初に目立った！
変動の時代サバイバルの動きとは？

コロナ禍ではまず多くの人が無意識に〝身を護る構え〟を取りました。

また結論を先に言ってしまうと、緊急時には〝身を護る構え〟は有効ですが、ずっと続けていると疲れるということもよく分かりました。持続可能にするには、さらに〝自在の構え〟を身につける必要があります（＝野生軸の再起動）。

コロナ禍で多くの人の身体に現れた〝身構え〟と、それをさらに組み替えながらバージョンアップしようとする現在進行形の動きについて、具体的に経過を追って見ていきましょう。

（〝野生軸の再起動〟については第Ⅲ章で触れることになります）。

コロナ禍で目立った緊急時の身構え：胸椎11番の起動＝「臨戦体勢」「ファイティング・ポーズ」

コロナ禍では「戦う姿勢」「身を護る姿勢」を誰もが無意識にとることになりました。身体をギュッと縮めて衝撃に耐える、または危機に備えて身構える姿勢です【次頁図⑪】。

身体を護る体勢、戦う体勢をとると胸椎11番がONになって持ち上がり、同時に斜角筋も縮みます。日常生活では伸びとあくびをすることでリセットしていますが、緊張が慢性化する、とかえって伸びをしなくなります。意識的に伸びとあくびをしてリセットしておきましょう。
（２０２０・３・27身がままリポート　身がまま整体ツイッターより）
（斜角筋：首の横の筋肉、頸椎と第１・２肋骨の間につく）

⑪ファイティング・ポーズ

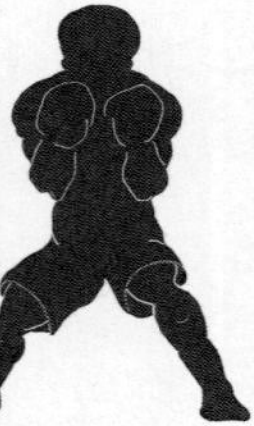

身を護る体勢＝上体をギュッと縮め、重心を低く落とす

どの人も無意識のうちに姿勢の重心を落として、下腹に力を集めるように身構えている状態です。穴（ツボ）の中ではとくに、下腹を温め、集中を高める血海（膝の上の内側、１０９ページ参照）が、どの人もずっと一貫して高い反応を示してきました（膝の内側に手で触れると、〝温かい〟というより、触れている側も触れられる側も〝熱い〟という感じ）。

この集中・臨戦姿勢に入るスイッチになるのが、みぞおちの真裏、ムネとハラ（＝腰）のつなぎ目になる胸椎11番です。身心がリラックス状態から、集中、緊張状態にスイッチするとき、胸椎11番がギュッと上に持ち上がり、胸椎11番と10番のあいだ（第11肋骨と第10肋骨のあいだも）が縮んで硬くなります【図⑫】。

集中─緊張体勢（＝臨戦体勢）になるために、このスイッチを入れて姿勢ゆらぎの

⑫ムネとハラのつなぎ目＝胸椎 11 番・第 11 肋骨尖端側面図

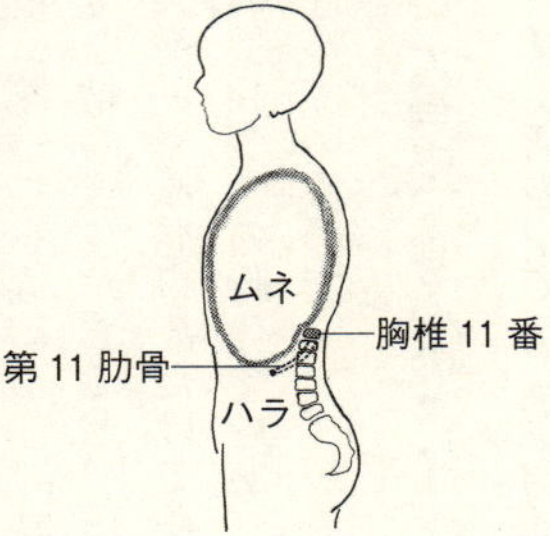

胸椎11番—第11肋骨＝ムネとハラのつなぎ目
第10肋骨から上＝胸郭（ムネ）
肋骨の下～骨盤の内側（ハラ）

⑬コロナ疲れの典型パターン　胸椎 11 番—腰椎 2 番—股関節とゆらぎ

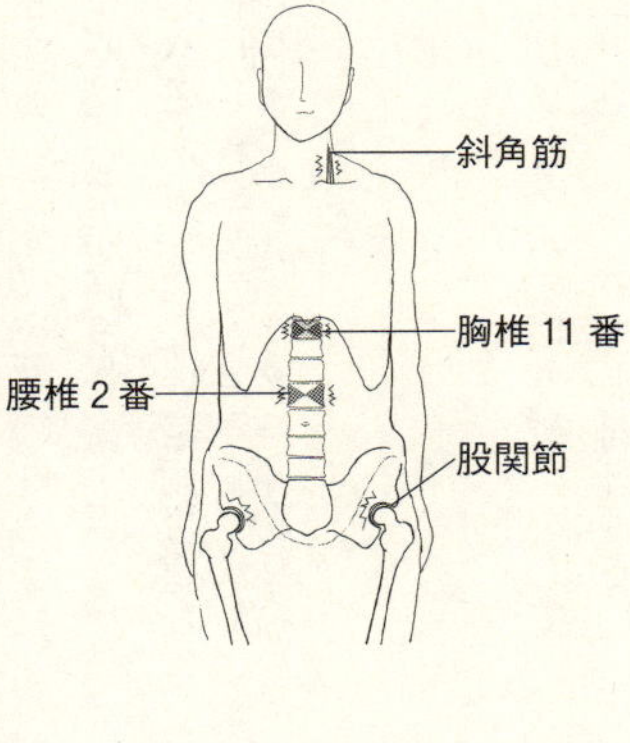

胸椎11番＝ゆらぎスイッチ＝ムネとハラの間
腰椎2番＝平衡バランスの要
股関節＝姿勢ゆらぎの起点
（動きが滑らかなら姿勢が安定。ギクシャクすれば姿勢—平衡感覚が不安定）

粘度（剛性）を高める＝「ゆるぎない」姿勢になろうとするのです。姿勢のゆらぎに適度な粘り強さがあると、環境の変化やトラブルに対する適応力が高まります。

大震災や原発事故だけでなく、毎年のようにどこで起きるか分からない豪雨災害などの気候変動の時代でもあります。２０００年代は、胸椎11番と血海穴の稼働率は高くなっているのです。

コロナ禍中、身心のスイッチング不全が……

日常生活の中で誰もが胸椎11番のオン―オフで集中とリラックスの切り替えをしているのですが、コロナ禍では、長く続く「緊急事態」の中で、オンのまま固まってしまう人が多くなりました。胸椎11番（胸椎10番とのあいだ）がうまくゆるむことができれば、リラックスして姿勢がゆらぎやすくなり、姿勢をリセットして疲れも回復します。しかし、長丁場になると、右側はゆるむのですが、左側がなかなかゆるみにくいのです。このような姿勢の局部的硬直＝「コロナ疲れ」が様々な症状を生みました。

胸椎11番と第11肋骨は、胸と腰のジョイント部になっていて（第1～10肋骨は一体だが第11・12肋骨はフリー）、脊椎の中で（首を除けば）最も動きが自由な部分です。左右が同時に緊張していれば全身をギュッと縮めて身を守る構えになります。長期間ずっと身構え続けているとだんだん疲れてきて、右側がゆるみ、左だけが縮んだままになりやすくなります。すると、姿勢が引きつれたようになってしまう。第10肋骨と第11肋骨の間（とくに左）も縮んで、11肋骨の先端は敏感になって触れると痛みを感じやすくなります。横隔膜の動きもひきつれて呼吸も不安定になり、過換気も起こしやすくなります。〔中略〕コロナ禍の危機感の中、身心が警戒態勢をとり、胸椎11番がオンになりっぱなしになりました。

（ｎｏｔｅ身がまま整体　気響会　２０２０年11月20日記事「コロナ禍中の身体　その２――身体はどう応えているのか」より）

注：図⑫に示したように、第1～第10肋骨は肋骨同士が合体してひと塊りになってムネを構成している。胸椎10番より上の胸椎・肋骨は大きく動けないが、第11肋骨は「浮動肋」とも呼ばれ、胸椎11番は胸椎・腰椎の中で最も可動性が高い。

ムネとハラのあいだの姿勢ゆらぎがギクシャクするとともに、股関節も動きが硬くなりやすくなります【図⑬】。足腰の痛み、肩・腕の痛み、めまい、足元の不安定など、姿勢のゆらぎがなめらかさを失うと身体のあちこちに〝きしみ〟が出るのです。

胸椎11番の動き自体が集中↕リラックスのON―OFFスイッチになっていて、それが自在に機能しているということが、〝思い切りよく〟生きるということの〝肝腎要〟なのではないかと見えてきました。

とくに胸椎10番と11番の間（第10肋骨と11肋骨の間も含める）の動きが、〝コロナ禍中〟の緊張の継続で固まり（主に左側）、ゆるみにくくなるということが、程度の差はあれ、ほぼすべての人で観察されました。これだけ多くの人の胸椎11番が長期間いっせいに同じような緊張と疲れ方をするのは初めて見ました。ここが〝コロナ疲れ〟のキモです。

（ｎｏｔｅ身がまま整体　気響会　２０２１年1月12日記事「２０２０―２１年コロナ禍の中、私たちはどこにいるのか？　行こうとしているのか？」より）

身心のスイッチングを賦活するには

コロナ禍では、安定した日常が失われた環境の中でもなんとかやっていくにはどうしたらよいのかずいぶん試された気がします。

その中でもみぞおち―胸椎11番を脱力リセットする〝伸び〟は、日々の整体の現場でほぼ定番のメソッドとなりました【図⑭⑮】。

ムネとハラのあいだ＝胸椎11番のリセット――〝伸び〟の効用

〝伸び〟はすべての哺乳類が毎日する動作です。それだけ起源の古い、哺乳類として

⑭背中側から見た胸椎11番—第11肋骨の先端

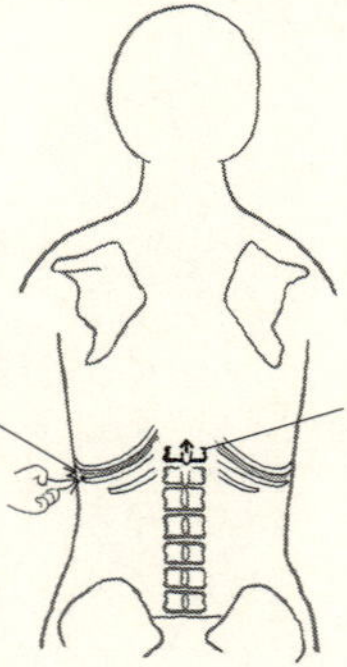

胸椎11番（＝みぞおちの真裏）
肋骨の側面の一番下＝第11肋骨の尖端（スイッチオンになっていると硬い）
疲れてきたり、敏感に反応している時は触れるとピリッと痛い（とくに左側）
スイッチオンになると胸椎11番が上に持ち上がる＝第10肋骨と11肋骨の間が縮んで硬くなる

⑮伸びとねじりでリセット

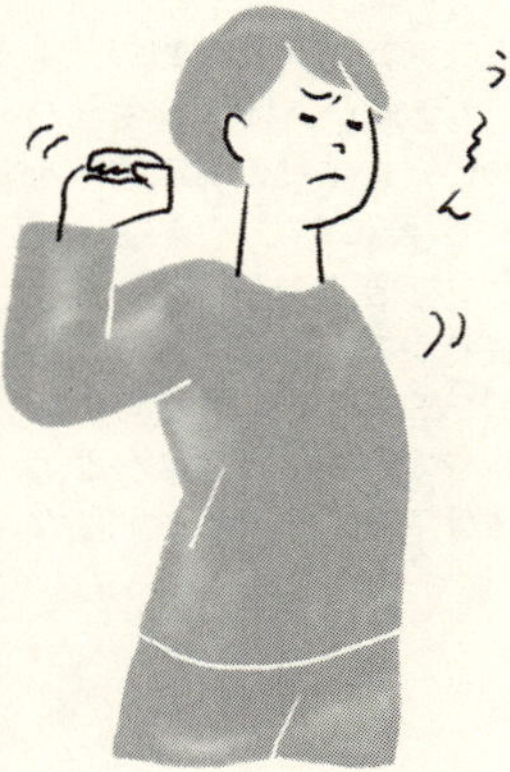

伸び（左右の肩甲骨の間をギュッと縮める）をしながら、ねじりやすい方に上体をねじる
息を吐き切ったところでフッと脱力
ねじりを戻してから腕をすとんと落とす
しばらくリラックス（身体にゆらぎが出たら、しばらくゆらゆらしておく）
みぞおちがゆるみ、胸椎11番に弾力が出る

の野性に基づいた集中―リラックスのスイッチング動作だということです。身体の深いレベルから身心の切り替えができる可能性があります。

みぞおち――胸椎11番（＝ムネとハラのあいだ）の働き

胸椎11番（ムネとハラのつなぎ目）と直結するのがお腹のてっぺん、富士山のような形をした肋骨の縁の頂上直下のみぞおちです【図⑯】。強いストレスがかかったとき、ギュッと縮んで「胃が痛い」という感じの痛みを感じるところでもあります。リラックスしているときも、集中しているときも、指先で押してなんの抵抗もなく指先

⑯みぞおち周り＝ムネとハラのあいだ

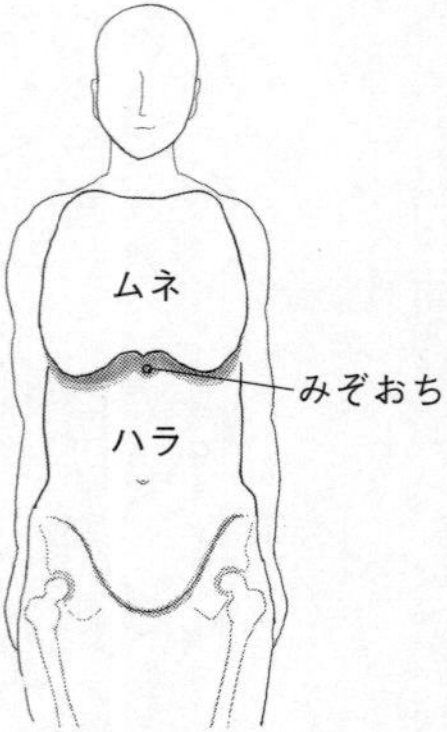

みぞおちを含むムネとハラのあいだはストレスで硬くなりやすい
＝ストレスに耐えるための“身構え”（うまくいけばムネとハラのあいだに粘りのある強度を生む←必要に応じて自在にオン・オフできるのが理想）
ムネとハラのあいだに柔らかく“遊び”があると姿勢も身心も安定しやすい→上体の余分な力みが抜け下腹に集中しやすくなる

がズブっと入るような全く力が抜けた状態が理想です。

呼吸との関係では、息を吸うときも吐くときも、みぞおちはゆるんだまま柔らかさが変わらないのが良い状態です。みぞおちがちょっとストレスを感じると、息を吐くときにゆるんでも、息を吸うときに硬くなるようになります。

整体とは、身体の余分な緊張をゆるめて、みぞおちをゆるめ切るのが目的といってもいいと思います。

みぞおちを含めた肋骨の下は、ムネとハラの境目になります。ここが柔らかく、ゆらゆら動く〝遊び〟があることが身心のバランスの余裕を生むのです。

（背中側では、胸椎10番（+第10肋骨）と胸椎11番（+第11肋骨）のあいだがムネとハラの境目ということになります）。

〝流れに乗る〟身のこなし

コロナ禍2020年、〝身構えた〟私たちは……
2021年後半、〝身を投げ出した〟

コロナ禍に翻弄された私たちの身心ですが、ヤラれっぱなしだったわけでもありません。結構やるもんだと思います。

2020年、コロナ禍前半の身構えはこんな感じでした。戦う（身を護る）・しがみつくような体勢。どちらも、ギュッと身を縮める体勢になります。強い意欲を持つ、あるいは困難を生き抜くための姿勢です。すごく集中したり、必死になったりするときは身体をギュッと縮めるのです。ただし、20年後半は、この体勢に疲れが見え始め、右半身がゆるんで左右差が大きくなり、いろいろな症状が出やすくなりました。

2021年後半の身体は〝身を投げ出す〟感じに近い（＝捨て身？）です。あきらめる、投げ出す、リラックス、のんびりするときは、身を投げ出す、伸びる・広がる体勢になります。これも身心のリセット、行き詰まりの解消のために必要です。

私たちは、しがみつく⇕投げ出すの往復運動の中に生きているといえますが、いま進行中の〝身を投げ出す〟動きは、ただの諦めではない、回復のための能動的な動きになると思います。

激しい流れに巻き込まれたとき、泳ぐのが難しければ、何かにしがみついて流れに乗ろうとするでしょう。そこからさらにより良く、流れ（環境）に適応するためには、脱力して流れに浮かぶ術＝〝浮身〟を身につける必要がありそうです。私たちはいま〝浮き身〟

を身に付けつつあるのかもしれませんね。希望を持ちたいです。

（ｎｏｔｅ身がまま整体　気響会　２０２２年2月14日記事「２０２１〜２２年初の動向――身体の潮流が変わる」より）

〝身を投げ出す〟ことの大切さ

「気のゆるみ」というと、良いイメージはありませんが、〝ゆるみ〟はとても大切です。

一人ひとりの人生の中でも、たとえば大切な人を失った後にも、更年期の中にも、身体がゆるみきって再生する過程があります。昆虫が蛹《さなぎ》になって変態するような何か大切な変化が起きている気がします。

（ｎｏｔｅ身がまま整体　気響会　２０２２年2月14日記事「２０２１〜２２年初の動向――身体の潮流が変わる」より）


集中して身を護る体勢、張りつめた身構えも大切ですが、気張り続けるとだんだん身心がこわばって、身動きがギクシャクするようになり自在な対応ができなくなります。危険に機敏に対応するためには〝柔らかさ〟が必要です。〝身を投げ出す〟ように身構えをほどいておくことが、一方で大切になるわけです。

⑰胸椎 11 番の疲れとり体操

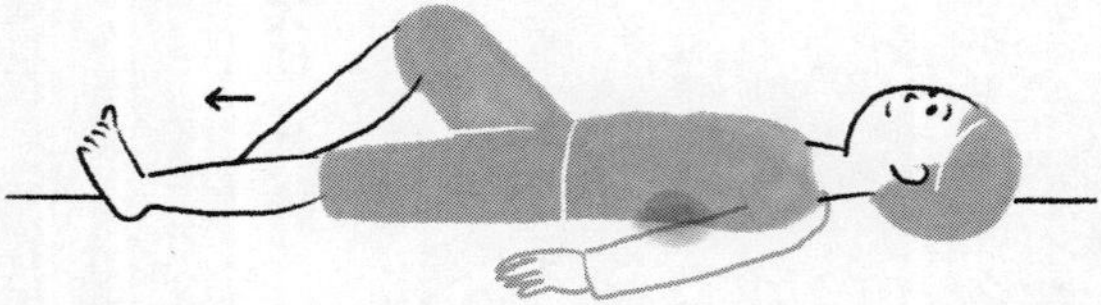

膝を立て片方ずつ脚を脱力しながら足先に向けて投げ出す
投げ出したところで脚が全体的に脱力しきった感じがすればよい
頑張りすぎていたり、緊張しすぎていると力が抜けにくい感じがする
うまく抜けない感じのときは数回繰り返してみる（抜けないことが確認できるだけでもよい）
みぞおちの真裏の背中が温かくなる（＝胸椎 11 番の周り）
胸椎 11 番に弾力が出る

脚を投げ出してムネとハラのあいだ＝胸椎11番をリセットする

胸椎11番のリセット　疲れとり体操

ストレスから解放されてホッとしたようなときに、ベッドの上で思わず手足を投げ出して「大の字」になることがあります。手足を投げ出すこととホッとすることは一体なのです。足を意識的に投げ出すことでも、胸椎11番を中心に身心をホッとさせることができます【図⑰】。

2023〜24年　猛暑の中で身につけたこと

2023年夏、異次元といえる酷暑「地球沸騰化の時代」へ
——身体そのものを涼しくする

コロナ禍からやっと解放されつつあった2023年、未曾有の猛暑の中で、身体そのものが特別な対応を迫られました。まずは整体の現場で観察された身体の応答。その大枠を示しておきましょう。

身体の応答プロセス

①暑さに負けると、胸の中に熱気がこもって胸自体が固くなる。
↓体調を崩す例も多くなる。

外気↕冷房の出入りによる寒暖差アレルギーやその他のアレルギー症状（喘息・皮膚炎など）、不眠・浅眠、自律神経系の不調、足腰の痛み、だるい・眠いなどの疲れ症状。
②放熱しやすくするために胸が大きくゆるもうとする。
胸がうまくゆるんで柔らかくなれば身体は放熱しやすくなって涼しく感じる（ただし幼児の場合は全身が元々柔らかく放熱もしやすいが、外気＝暑さ・寒さの影響を直接受けやすいので体温調節は難しい）。
③猛暑が続くと胸をゆるめるために全身が協調し、頭蓋骨や骨盤も大きくゆるむ（2020〜24年の夏も期間や程度の差はあるが同じ反応）。
逆に胸がうまくゆるめば頭・骨盤とも縮む。実際にはそう簡単にはいかないので、結果として猛暑中ずっと骨盤が広がり気味でした。足腰の一部の筋肉に偏って負荷がかかりやすくなって、腰、股関節、膝などの痛みは多く見られました（以前から毎年夏の終わりから秋のはじめには夏バテの一環として「ぎっくり腰」は多かった）。

④希望もある。
本書全体のテーマでもあるが、適応の手がかりも見え始める。

酷暑の中で見られた体調の不良は挙げれば切りがないですが、中には逆に暑さに適応して胸を大きくゆるめ、むしろ以前よりも呼吸が深くなる人もいたのは驚きでした。

第Ⅰ章で注目してきましたが、この数十年のあいだ加速度的に進んできた社会の情報化の中で、過剰な情報刺激に応答してきたのが胸の真ん中のセンサー膻中です。その反応が過敏になったり、慢性的「情報疲れ」で胸の中心が固まったりしやすい社会環境でもあります。アレルギー傾向が高まりやすく、気分の面では焦りや不安を感じやすくなります。

ところが一方で、酷暑に適応するために懸命に胸をゆるめている内に、社会環境下の「情報疲れ」で固まっていた胸が逆に弾力を回復する。まるで「逆療法」のような注目すべき身体の反応もありました。

「地球沸騰化の時代」の始まりとも言われた2023年の夏、もう少し具体的な経過も振り返っておきましょう。

2023年5月下旬～9月 〝熱中症的な体調〟が慢性化あるいは長期化

2023年は全国的に特段の猛暑でしたが、とくに関東、それ以上に東北・北海道での猛暑化が日立ちました。

東京では5月17～18日にすでに真夏日となり、5月20日前後、寒暖差だけでなく湿度も大きく変動し、早くも熱中症になりやすい環境となりました。

すでに4月から、胸から腕に向かう気の流れが激しくなっていて、胸の反応は高まっていました。猛暑へ向けての〝身構え〟だったのかもしれません（翌2024年はすでに2月後半から同様の反応が始まる）。

暑さに慣れていない5～6月には、気温30℃以下でも蒸し暑ければ胸に熱がこもって、はっきりした症状がなくても〝半熱中症〟状態になりやすいです。身体が重かったり、寝苦しくなったりしやすくなりました。くらくらしたり、頭が痛くなったりして、経口補水液を飲んだら落ち着いたという人もいました。

たとえば猛暑日の日中に屋外で動いているときは大丈夫だったのに、その後で疲れがどっと出て動けなくなったという例もありました。このような場合も継続的熱中症と言えそうです。そのまま1週間以上だるくて動けなかったという人もいました。

身体の脱水傾向が日常化した夏

5月下旬からすでに筋肉が痙攣しやすい傾向が出てきました。睡眠中に毎日「こむら返り」が起きるなどの症状も、熱中症傾向が続いて脱水を起こしていると思われるケースが多かったです（こういう場合は就寝前に経口補水液を飲んでおくと大丈夫になる）。

睡眠中はリラックスして頭から足への気の流れが強まり、ふつうなら疲れてこわばった筋肉もほぐれてくるのですが、身体に熱がこもって脱水気味になっていると筋肉が攣《つ》りやすくなるのです。全身の筋肉が激しく痙攣し、経口補水液を飲んでやっと鎮まったという例もありました。

この年の夏、整体中に身体の気の流れが強くなる過程でも、激しい「こむら返り」を起こす例がありました。それまではそういう場合でもふくらはぎを一度ストレッチするだけで回復してきましたが、数回ストレッチを繰り返してやっと回復する例も複数ありました。

そういう場合に、糖分の入っていない通常ならやや塩味を感じる経口補水液を試しに飲んでもらうと、「おいしい」「甘い」と言うのです。つまり、とくに自覚がなくても脱水＝熱中症状態になっていて、塩分を含んだ水分を身体が要求していることが逆みておいしく感じたときは、小まめに補うことを勧めるようになりました。これほど多彩な熱中症あるいは熱中症傾向が〝蔓延〟したのは初めて見ました。

それからは、少し塩味がしてふつうは不味《まず》く感じる経口補水液を、ちょっと飲んでみておいしく感じたときは、小まめに補うことを勧めるようになりました。

胸がゆるめば涼しくなる――肝心なのは胸がスッとすること

最も熱がこもるのが胸の中です。24時間動いて熱を生産し続ける（クルマのエンジンのような）心臓が胸の真ん中にあるのが大きな要因でしょう。クルマならラジエターに水を循環させて放熱しますが、ヒトの場合、まずは汗をかいて放熱しようとします。さらにそれだけでなく、胸自体をゆるめてやわらかくすることでより放熱しやすくなろうとします。

実際に、整体の現場で胸の緊張をゆるめると身体が涼しくなります。同時に胸や首に汗がでることも多いです。胸に汗をかくことによっても胸はやわらかくなります。ただあまりにも暑いと胸をゆるめる応答が追いつかなくなります。胸がうまくゆるまず硬いままになっていると胸の中に熱が圧縮されたような状態になります。また湿度が高ければ汗をかいても乾かず、気化熱で冷やす機能が働きません。23年夏は湿度が梅雨明け以降もずっと高く、汗による放熱も困難でした。

とくに睡眠中は全身がリラックス・脱力して、深く眠るほど放熱しやすくなって体温も下がります。暑いときほど胸の中にこもっている熱を体表から発散するために、胸をよりよくゆるめたいのですが、胸に熱がこもりすぎていると胸がなかなかうまくゆるみきれず、むしろ体表近くで熱気が停滞して熱苦しくなり（＝寝苦しい）、結果として眠りが浅くなります。普段は夢を見ないタイプの人がよく夢を見る。寝苦しくなって目が覚める、異常な汗をかくなど、眠りそのものが浅くなると、さらに放熱しにくくなるという負の循環に陥ります。

胸に熱がこもると、もう一方でお腹は冷えやすくなります。実際の整体のプロセスでは、胸をゆるめるとみぞおちから下腹へ向かってお腹は温かくなってきます。お腹が温かくなってくると、胸や頭の表面は逆にどんどん涼しくなっていきます。つまり胸とお腹のあいだは、シーソーのような冷・温バランスをとるようになっているわけです。

お腹が冷えると腸の動きが鈍くなり、へそ周りがぽっこり張って、場合によってはムカムカする不快感がしたり、空気を呑み込みやすくなるといった自律神経系の不調も生まれます。昔から真夏に食欲が落ちることは常識ではありましたが、この夏は別格でした。中には「生まれて初めて食欲がないという意味が分かった」という人がいました。

皮膚炎や喘息などのアレルギー反応も起きやすくなりました。

下腹の力が抜けてだるい・重い・眠いなど、昔から真夏にはそういう実感はある程度ありましたが、23年のような酷暑ではほんとうに暑いというだけで何もしないうちから疲れているわけです。

10月上旬、急に涼しくなりバランスを崩す　疲れが一気に表面化

6〜9月ずっと気温だけでなく湿度も高かったが、10月初旬には気温・湿度ともに急落しました。「寒い」というくらいの体感でした。

お腹が冷え、頭が熱くなるバランスになりました。急な冷えで胸もギュッと縮んで余計に固くなり、猛暑のあいだの胸の熱気が発散できないまま取り残されました。

やっと涼しく爽やかになってヤレヤレなのですが、ここでどっと疲労感が出た人もかなりいました。

急な冷えでお腹が冷えて胃腸の動きが滞り、へその周りがぽっこり膨らみやすくなりました。胃液が逆流したり、お腹が痛くなる人もいましたが、逆に満腹感が感じられずだらだら食べ過ぎるパターンも多かったです（これはほとんど毎秋恒例ですが

……）。

まだ暑さに慣れない夏の初めのころには、脱水症状に関わる脚の筋肉の痙攣が多かったのですが、10月初めの急冷で、ふくらはぎの筋肉が冷えで強く縮み（とくに左）、整体中にふくらはぎや腿裏の筋肉が攣るという、これも普段はめったに起こらない例が続いて起きました。

毎年秋には喘息などのアレルギー症状は多くなりますが、２０２３年は夏の間からすでにアレルギー傾向が強かったので、より厳しくなりました。

胸に長く続いた酷暑の熱がまだ残っているところへの急冷というショックで、左に偏って胸がギュッと縮んで身心が不安定化し、不安発作も多発しました。普段から不安を感じじやすい人たちからの相談が急に多くなりました。

熱がこもって固くなった胸に応じる頭と骨盤の動き

暑くなるほど、胸をゆるめるために全身で協調してなんとかしようとする動きも起きます。

２０２３年の夏は人によっては5月下旬からすでに、胸をゆるめるために頭蓋骨＋骨盤がゆるむ動きが始まり、7〜9月はとくに頭蓋骨・骨盤ともにゆるんで大きく広がる動きが続きました（但し忙しい人・緊張の強い人の場合、頭のほうはゆるみにく

⑱ 2023年夏、胸に熱がこもり→頭〜骨盤、大きくゆるむ

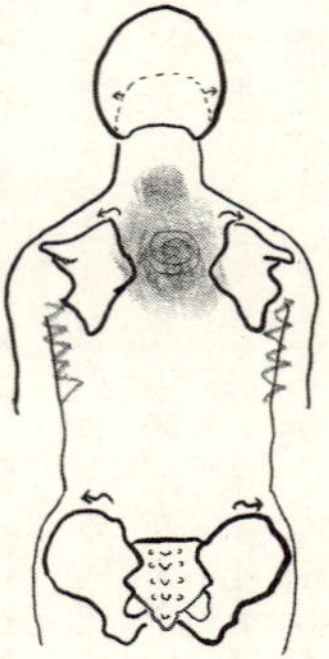
猛暑で胸の中に熱がこもる＝胸が硬くなる
↓頭も骨盤もゆるみ、全身的にゆるんで胸をゆるめようとする
胸がゆるめば頭と骨盤は引き締まる

い）【図⑱】。

　この動き、ふつうは生理（月経）のとき、季節的には春に起きます。冬のあいだ寒さから身を守るために引き締まっていた身体が一転大きくゆるんで排泄を高め、ゆるみ切ると一転引き締まって身心を再起動する過程の動きです。生理の前後にも同じようにゆるむ・縮むという動きがあります。

　この動きが多くの人に共通して夏に起きるのはかなり異常です。２０２０年８月にも骨盤がゆるみ、２０２１年は７月下旬〜９月、２０２２年も６月下旬に始まり（東京猛暑日　計16日）、とくに夏バテが起きた８月〜９月初旬に同じ反応が起きました。２０２３年夏は２０２２年以上に東京真夏日（計90日）・猛暑日（計22日）がダントツだっただけでなく、湿度もえんえん高か

ったので体感気温はさらに数度高かったと思います。

つまり2020年以降、年々夏に骨盤がゆるむ傾向が拡大しているわけです。

一方、実際に整体の現場では胸の緊張をゆるめていくと、それだけで頭や骨盤が自動的に引き締まってくることが多いのです。つまり胸がうまくゆるんでくれれば、頭や骨盤はゆるむ必要がなくなるわけです。

2024年　猛暑適応のバージョンアップ

2023～24年　冬から春
能登半島地震、そして超暖冬から異常な寒暖差の冬～春

2024年2月のめまい

2024年は元旦の能登半島地震のショックから始まりました。そして1月末～2月にはめまいが多発しました。直接の被害があったわけではない首都圏では、やや気がゆるんだせいもあるかもしれません。

もう一つは、おそらく激しい寒暖差のためと思われます。〝回転系〟の典型的めま

い以外にも、胃から胸がムカムカして足元も不安定になる〝乗り物酔い〟系のめまいも多く見られました。「人生初のめまい」という人も複数いました。

前年は9月まで続いた長い猛暑の後、10月初旬に気温が急落し、ここからめまいが多発するのではと思ったのに、意外にも少なかったのです。これは後から見れば、逆に大きな地震への予期的身構えとして〝踏ん張って〟いたのかもしれません。

23年11月～24年2月、ずっと寒暖差に揺さぶられ続けました。平均化すると超暖冬でしたが、寒暖差は経験したことがないような激しさでした。この〝寒暖差疲れ〟に、能登半島地震ショックの疲れも重なって、春めいてきて身体がゆるみ始めたこの2月（体感的には3月より2月の方が暖かかった）に〝めまい〟として現れたといえるかもしれません。3月以降は落ち着いてきました。

2024年春　胸の反応の高まりと、6年ぶり、足三里の活発化
身心の再編成への動き再び

本来、春の気の流れの〝主流〟は頭から足へ向かう体表の気の流れなのですが、24年の春（2月後半～）には、胸の反応（＝胸の中から腕へ向かう気の流れ）が高まり、頭よりもむしろ胸の反応の高まりの方が目立ちました。前年も春の終わり頃から胸の反応が高まりましたが、それ以上に早い時期からの反応でした。整体の現場では、胸

をゆるめて胸→手の流れを促すと、頭から足への流れもスムーズになりました。長い夏への〝予備動作〟といえるかもしれません。

もう一つ24年春に特別だったのが、足三里です。ほぼ6年ぶりに活動が復活（第Ⅱ章110ページ、足三里の項参照）。血海の反応も引き続き高いので、2012〜16年期以来の血海・足三里〝揃い踏み〟となりました。21〜23年の春には骨盤が異常といえるほど大きくゆるんでいましたが、足三里のアシストのせいか、24年の骨盤のゆるみ方はそれほどひどくはないまま経過しました。

3・11震災・原発事故の後の数年も、血海・足三里〝揃い踏み〟が続きましたので、ここからはコロナ禍後の血海・足三里が協調する〝身心の再編成〟がしばらく続きそうな気配です。

2020〜23年のあいだの骨盤の大きなゆるみ・縮みの動きは、コロナ禍への適応という側面も見てとれます。さらに遡れば、2000年代に入ってからは最も骨盤が縮みやすいはずの真冬に骨盤がゆるむシーズンもめずらしくなくなりました。

環境の変動に応じて、私たちの身に息づいてきた四季のプロセスも大きなゆらぎが生まれると同時に、骨盤が大きく開閉しながら身体ごと編みなおされ、「変動の時代」

の波を乗りこなす術を、身につけようとしているのだと思います。

そして、これから恒常化しそうな激しい気候の変動に対して、適応する〝身のこなし〟とはどんなものでしょう。

血海・足三里の働きと骨盤の運動がカギになる

まず第一に血海の働きで、下腹に力を集めようとしているのは、確かなことと思われます。

この血海の働きをテコにして、骨盤の開閉の動きの弾力、左右の腸骨の動きの機動性、そして仙骨の前後の動きの柔らかさ、これらすべてが求められることになりそうです。

第2にとくに猛暑の中での骨盤の大きなゆるみは、猛暑に追い詰められて〝やけっぱち〟になった身体の反応と見ることもできますが、「沸騰化」の時代への能動的適応の準備段階と見ることもできます。世界が直ちに脱成長に舵を切ったとしても、「沸騰」は当分続きます。一人ひとりの身体は、嫌でも、サバイバル・モードを身につけようとしているはずです。

コロナ禍中の2020年から21、22、23年の夏季、季節外れの動きである骨盤の大きなゆるみが、期間の長さとゆるみの大きさを年々拡大しながら繰り返されてきました。また元々毎年春は、骨盤がゆるんで身心がリセットされる時季ではありますが、21〜23年の春はとくに大きくゆるみました。

２０２３年夏の猛暑の中では、骨盤はかつて見たことがないほど一斉に大きくゆるんで広がりました。この〝骨盤の大開放〟は、少し長いスパンで見れば、身体のバランスの取り方を大きく変えるきっかけにもなると思います。

２０２４年の猛暑では足三里にずいぶん助けられた

23年夏に続いて、24年夏も骨盤はゆるんで広がりましたが、23年以上の酷暑といえそうなわりに、前年ほどひどく広がらず、弾力がある程度保たれました。足三里が6年ぶりに〝復活〟した春でしたが、本来は活動が春より低下する夏に、足三里の活動がさらに活発になりました。

足三里は全身の体表の気の流れを促します。身体の中にこもった熱が全身的に発散しやすくなりました。この結果、骨盤は前年ほどにはひどく広がらないで済んだと思われます。

これからも骨盤の大きな開閉運動による身心のリセット・再起動ということが、何度も必要になってきそうです。

猛暑対応にも、情報対応にも、最も大切なこと＝胸をゆるめる

２０２０年代、異常な猛暑化で、季節的には本来春に大きくゆるむ骨盤が、夏にも大きくゆるむという季節外れの動きが続きました。夏には胸がよくゆるんで放熱しやすくなることで暑さに適応できるのですが、猛暑化で従来の胸のゆるみ方では間に合わなくなって、骨盤を含めて全身をゆるめて放熱しようとしていると考えられます。胸をもっとうまくゆるめることが求められています。

また第Ⅰ章で見てきたように、情報環境への胸中心部（膻中）の絶え間ない応答で、胸は情報疲れで硬くなり、ゆるみにくくもなっています。

胸をゆるめることは情報生態系の激動に柔軟に対応していくためにますます大切になっていくはずです。

一方、整体の現場での反応から見ると、胸さえうまくゆるめば、放熱態勢になって身体自身が涼しくなり、放熱のためにゆるんでいた頭や骨盤はゆるむ必要がなくなり逆に引き締まってきます。身も心もシャキッとします。

胸をゆるめて猛暑に適応するために

ここで、胸のゆるめ方をいくつか紹介しておきましょう。

いちばんシンプルな方法――昼寝をする

暑い日は昼間眠くなり居眠りすることも多いです。これは身体自身が涼しくなろうとする自然な要求でもあります。

横になって眠るよりも、腰掛けたまま居眠りしたほうが胸はゆるみやすい＝腰仙関節が呼吸のたびに動きやすいということもポイントになります【次頁図⑲】。

胸の周り（とくに側面）をゆるめる

（腰椎2番の疲れとり体操【次頁図⑳】とバナナのポーズ【175頁図㉑】参照）

胸の側面をゆるめるメソッドです。うまくゆるむと、胸の側面の弾力と連動する腸骨の動きが滑らかになります。足元も安定し、足腰が軽くなります。めまいにも有効です。

胸の中心をゆるめる（＝仙骨の動きを回復する）

胸に熱気がこもって胸の中心が硬くなるのをゆるめます。うつ伏せになって脚を片方ずつ持ち上げてみて重い感じ、持ち上げにくい感じがするときは腰仙関節と、連動

⑲居眠りのすすめ

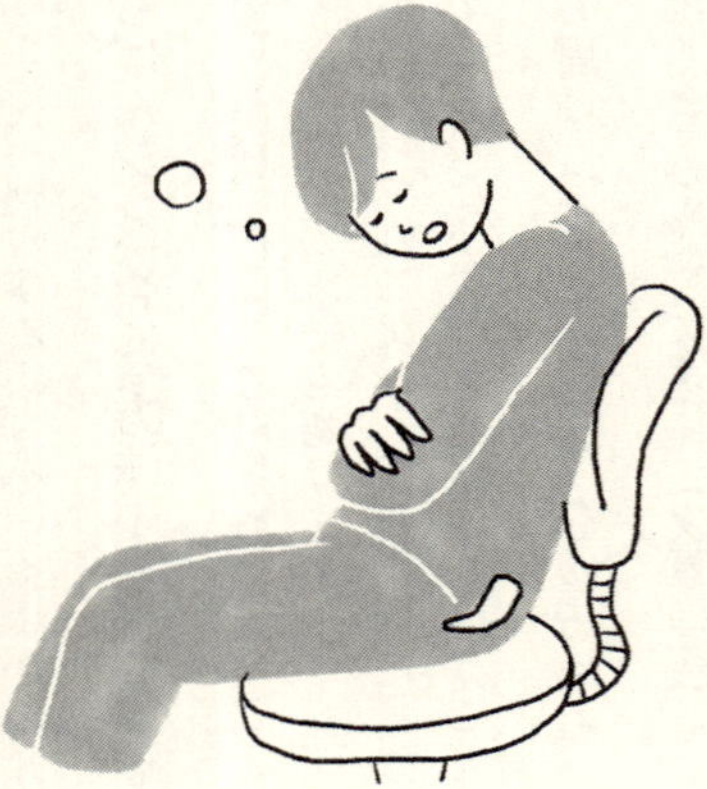

座ったまま居眠りする方が胸はゆるみやすい

呼吸するたびに、硬くなっている仙骨も動きやすくなる

↓呼吸が深まり胸も連動してゆるむ

↓肩や胸の周りが涼しくなる

⑳腰椎２番の疲れとり体操

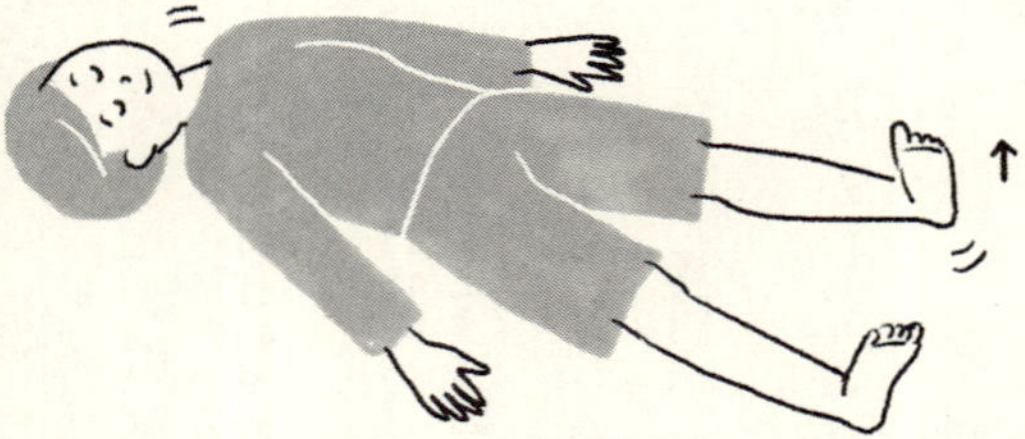

首を横に大きく傾ける（顔は横に向けず上に向けたまま）

左右片方ずつ脚を持ち上げてみる

軽く感じる方の脚をもう一度持ち上げてストンと落とす

しばらくリラックス→胸の側面がゆるんで放熱しやすくなる

身体の側面が全身的に涼しくなる

㉑バナナのポーズ

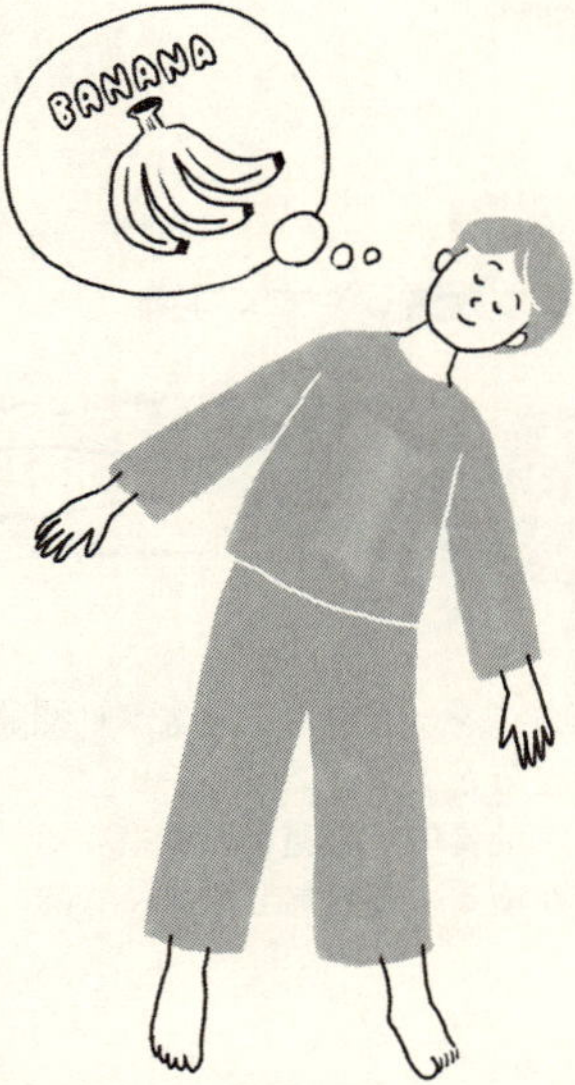

首を大きく傾げる（顔は横に向けず上に向けたまま）
首を傾げた側の脚を少し横に広げる
身体の側面が全身的に涼しくなる

㉒胸の中心をゆるめ放熱しやすくする

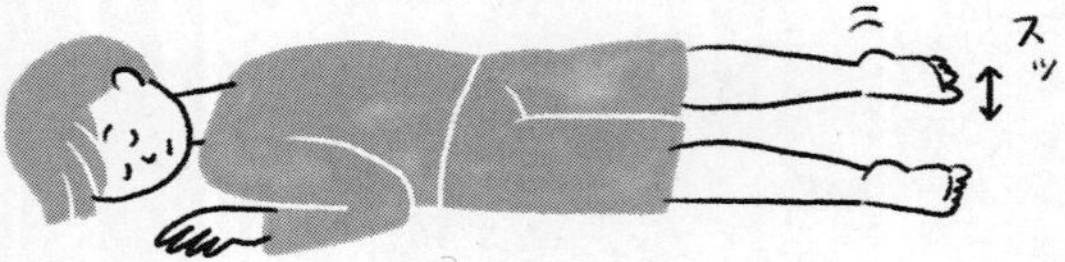

うつ伏せ

片脚（軽く感じる方）を少し持ち上げて腰仙関節に力を一瞬集めておいて、ストンと落とす

腰仙関節がゆるんで仙骨の呼吸運動が回復する

同時に胸の中心部がゆるんで放熱しやすくなる

して動く胸の中心部が硬くなっています【図㉒】。

恥骨法

恥骨をテコにしながら仙骨と肩の動きを連動させ、仙骨を大きく動かすことによって呼吸を深め、胸をゆるめるメソッドです【次頁図㉓】。

手首行水

猛暑が続くと胸の中だけではなく、首（とくに付け根）にも熱気がこもるようになります。首の付け根に手首のツボ＝陽池がよく反応します。手首に1～2分ほど流水を当てると首の付け根がゆるんできて、肩や胸の周りが涼しくなってきます。全身に温めのシャワーを浴びても涼しくなります。手首行水は簡易版です【179頁図㉔】。

秋～冬～春、季節の極端な寒暖差に対応するために

21世紀、これからの時代の気候は、夏の異常な暑さが早く始まって長々と続き、さわやかな秋らしさが短くなり、秋にも夏の延長のような天候が続きやすくなります。冬に向けては大きな寒暖差を含みながら寒くなっていくわけで、それなりの順序で秋

㉓恥骨法（胸の中心をゆるめる）

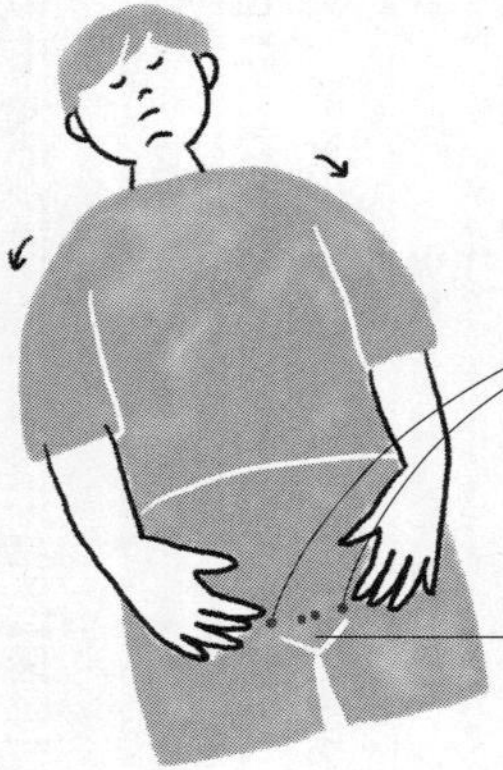

恥骨をテコにして仙骨の動きを再起動します。仙骨が動くと連動して胸の中心も動いて呼吸が深くなり、胸がゆるみます

① 恥骨の端っこに指先を置く
　アゴを少し引いて肩先を足の方向にグッと下げる
　肩の力をゆ～っくり抜いていく
　途中で呼吸が自然に深くなっていく
　背中の上の方が温かく感じ、足の裏が涼しくなる

② 恥骨の真ん中に指先を置く
　①の動きをもう１度繰り返す
　脚の周り、腕・肩の周りも涼しくなる

㉔手首行水

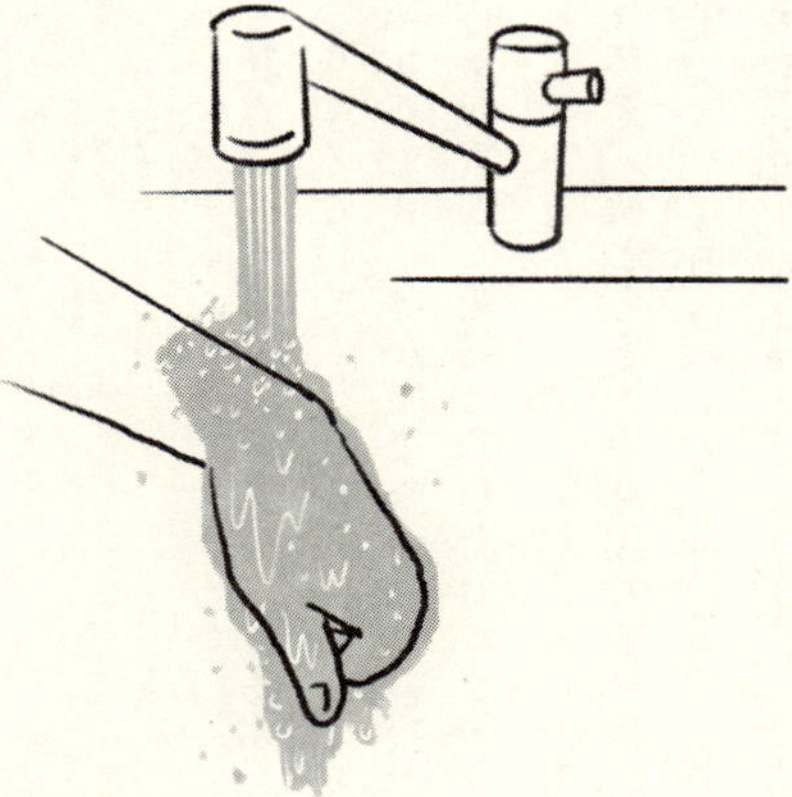

手首（甲側）に流水を当てる
始めは水の冷たさを感じるが、しばらくすると水が温かく感じると同時に首の付け根あたりも温かく（熱く）感じるようになる→しばらくすると水がまた冷たく感じるようになり、同時に首肩の周りが涼しくなってくる

から冬へ季節が移行するという、これまでの季節感も失われそうです。
冬については、安定的に寒さが続けば寒さに適応しやすいのですが、寒暖差が大きく不安定だと寒さがずっと続くよりも、とくに足元・下腹はむしろ冷えやすくなります。

冬の冷え対策

冬場の冷えの要＝起点は内くるぶしです。内くるぶし同士を近づけたり、軽くすり合わせるような動きをするだけで、足元から内腿→下腹まで温まります。（詳しくはネット「ｎｏｔｅ　身がまま整体　気響会」の記事を御覧ください。月ごと季節ごと、その時々の気候の変動に応じたセルフメソッドを紹介しています）。

春から夏への切り替え、秋から冬への身体の切り替えに重要なのは、胸椎11番の切り替えスイッチ機能です。１５０ページ「伸びとねじりでリセット」、１５７ページでお伝えした「脚を投げ出してムネとハラのあいだ＝胸椎11番をリセットする」が有効です。

春は元々変動の大きな季節ですが、近年は秋も予測がつきにくい時季になりました。春・秋の不安定性への対応は、１１３ページ「胸をゆるめる（血海―後谿）」「足三里に気を通して発散・排泄を促す」を参照してください。

その他、季節に応じた基本的なセルフケアについては、詳しくは『整体かれんだー』（文春文庫）を参考にしてください。

夏についても、猛暑が長引くほど、胸に熱がこもりやすくなり、胸に熱がこもるほど、一方でお腹や足元が逆に冷えやすくなりますので、これまで繰り返しお話ししてきたように、胸をゆるめて放熱することが、同時に下腹・足元を温めることにつながります。

第Ⅲ章

〝身体が方舟になる〟
2000年代の社会変動と身体

情報系と身体の相互浸透が深まり、情報生態系が生成する
胸の応答は複層化しながら機敏に
身体は能動的に変態する

2000年代＝情報生態系の時代の身心の適応、3つのパラメーター

① 過敏化（1980年代〜）
② オタク化（1990年代から目立つようになり2000年代以降メジャー化）
③ 野生化（消化管—腸骨的感性）（2010年代〜とくにコロナ禍以降）

過敏化とオタク化　情報適応／2つの方向性

情報適応としての身体の過敏化は、情報に敏感に反応するが、風を受けて柔らかく揺れる草の葉のように情報を受け止めるというよりは受け流す、反応するが執着しないスタイルです。

例えば20世紀「流行歌」という言葉が生きていた時代には、全世代に浸透する楽曲が数年にわたって流行るということがありましたが、21世紀にはSNSなどであっという間に広まって消えてしまいます。一部の範囲の人たちや一部の世代に偏ってウケる。また、かつてのアナログ盤LP1枚分ほどの月額料金で、この100年ほどの間に録音された世界中の音楽がほとんど聴けます。ポピュラー音楽だけに限っても多様かつ膨大で、ごく一部を受け入れるか受け流すしかないのです。

YouTubeなどの動画は、あまりにも領域が広大で、どんなジャンルがあるのかすら見渡すことができません。

映画やドラマを倍速視聴したり、楽曲の中の間奏部分は飛ばして歌だけを聴いたりする若者も多いそうです。そんなことも、単純な情報削減・圧縮術と言えるでしょう。また、たとえば映像の仕事の中では、ノイズの除去作業をする専門家がいるそうです。0・0〜秒のキズをカットする神ワザ的技術ですが、本当にキズだけに集中して、それ以外の情報は視ていないそうです。シンプルな情報カットでも極めればそうなるわけですね。

〝オタク的身のこなし〟による情報適応とは骨盤の開閉運動とリンク＝骨盤を開いて受け入れ、閉じて囲い込み消化する〝身ごなし〟

オタク的情報適応とは、混沌とした情報空間の一部を取り込む→カテゴライズする→再創造する＝能動的適応になります。

特定の情報だけを能動的に受け入れるオタクというスタイルが、高度な情報化とともに目立ってきたことには必然性があります。今や「サブカルチャー」にもかかわらず、「サブ」とも言えないほど、経済・文化の中で存在感が大きくなってきています。

「鉄道マニア」は昔からいました。多くの高校に「鉄道研究会」があり、100人に1人くらいは鉄道マニアがいたでしょう。今では「鉄オタ」「テツ」と呼ばれるようになって、一般的になじみある存在になりました。

もともとマニアとは、モノを収集すると同時に、情報も収集・深掘りする人たちです。マニアにとって21世紀の情報環境はとても〝好環境〟になったわけです。半世紀前のマニアからオタクへと「高度成長」してきました。オタクはただ情報を収集するだけでなく、編集し二次創造し、情報発信します。

オタク化と過敏化は矛盾するものではありません。一個人の中にオタク傾向（情報絞り込み・深掘り）と過敏傾向（繊細な応答・スピード）がうまく同居できれば互いに補い合うわけです。

「推しメン」「押し活」文化勃興

2007年iPhoneが発売され（日本では2008年）、Twitterサービスが開始されると、一気にSNSの時代へ向かい、〝オタク環境〟も大きく変動しました。

男性中心と思われていたオタクの世界に、2000年代、女性が大進出したのも大きな変化です。むさ苦しいイメージだった〝オタク界〟がどんどん脱臭され、爽やかになり、マンガ・アニメ・ゲームの中から領域も拡大し、SNSで世界中のオタクがつながり、秋葉原は「電気街」から大躍進して、世界の「オタクの聖地」というイメージも定着しました。

20世紀にはファン活動、「追っかけ」と言われていた活動は、21世紀には「推し活」と言われるようになりました。「推し」はもはやオタク用語でなく、一般名詞となりました。

〝ファン〟はアイドルや作品に〝惹きつけられる〟存在でしたが、〝推し活〟は、関わりがより能動的です。オタクの比喩表現や分析用語は、多少の自虐を含めて、クールで独（毒？）創的な表現を生んでいます。多くの用語が隠語の枠を超えて、〝20世紀人〟の私でも知っているような一般用語になっています。「二次元」「リア充」「フラグが立つ」「沼にハマる」など、自己言及的な目線を介しつつ、批評したり、称賛したり「オタ充」な創造性を発揮するのです。

〝サブ〟カルチャーだから権威とは無縁。コミュニティ（界隈）が生成的に育ち、その中で集合的に生まれた文化といえます。共同体的なタテの秩序とは別の、特定の情報領域を介したつながりが、〝界隈〟と呼ばれるコミュニティ。A級を嫌ってB級、たとえば学会、芸術界（＝A級・ハイカルチャー）は組織的・権威的で、その中で認められた個人のオリジナリティを尊びますが、オタクのコミュニティには「神」的、職人的に尊敬されるような個人がいても、権限を持つトップがいません。個のオリジナリティよりも、引用やシェアを重んじる、もともと分散的で、SNS的コミュニティだったわけですね。

メタ分析、パロディ、引用、編集、「二次創作」など、オタク文化はデジタル空間とつくづく相性が良さそうです。

小さな神々が棲む……情報生態系

そんな「オタ用語」の中でも、目立つのが「聖地巡礼」「神」「尊い」「神対応」「布教活動」「お布施」「(推しを)崇める、祀る」「(推しグッズの)神棚」など、宗教用語を用いた比喩表現です。やや自虐的な含みもありますが、自らの行動・ありようをクールに批評することが自己再生的(循環的?)世界観を生んでいるとも言えます。私たちを包む生態系と化した情報空間の本質を、大変良く浮かび上がらせているのではないかと思うのです。

より高度に生成し続ける〝情報生態系〟は動植物の密度が濃い森林環境に似ています。森と共存する縄文社会的、先住民的環境に近いとも言えます。

ロボットアニメの歴史の中でいえば、「明るい未来」があった60年代を代表するのが原子力で動く「鉄腕アトム」、80年代「機動戦士ガンダム」、90年代「新世紀エヴァンゲリオン」、2000年代「進撃の巨人」と続きます。メカニズムがロボットから、生命体へ〝進化〟していきました。「操縦者」と有機的にシンクロする「モビルスーツ」ガンダム、「操縦者」と高度に一体化する「人造人間」エヴァンゲリオン（しかもコントロールを失って暴走する動きが生命的でカッコいい）、「進撃の巨人」では「操縦者」自身が意識を失いながら「巨人」に変身して完全に「巨人」の一部（意識を失って首の中に一体化、「巨人」はロボットというより生命体）となってしまいます。

ＩＴ＝情報革命の展開と同時進行で、生命科学・バイオテクノロジー革命も、ＤＮＡやタンパク質などを解析する技術が、ＩＴをテコにしながら急展開しました。ＩＴ・科学技術が生命圏に深く〝侵攻〟しました。たとえばアップルウォッチなどは、身に付けているだけで脈波を解析して不整脈を検出して医療システムに連携できるようになっています。

一方、生物のメカニズムは機械と比べて桁違いに効率が高いです。工学技術は、エネルギー効率を高めようとするほど生体を模倣し、社会システム全体が生態系を模倣する方向に進化するようになるのも必然です。「生態系の破壊」が進む一方で、この世界の情報・インフラ環境は生命圏・生態系と相似的な環境へと成長しつつあるのです。身の周りのあらゆるモノとコトが情報ネットワークでつながる環境＝ユビキタス（＝神の如く偏在する）社会であるとも言われます。

情報生態系の中に棲む人々のメンタリティ、文化が、先住民的アニミズムの世界に近づくのも必然なのです。大きな神ではなく、小さく身近な神々があちこちにいて、宗派を生むわけでもなく〝共生〟しています。

20世紀末に始まった情報環境の加速度的変化の中で、身体は胸を中心に過敏に反応しながらも、情報を柔らかく受け流す。あるいは、胸をゆるめて受け止めずに透過させるという適応を身につけてきました。胸を中心に、身体と情報環境が連続、相互浸透する情報生態系というべき環境が生成されたわけです。

１９７０年代にもすでに、進歩・進化という「近代信仰」が失墜し始め、「大きな物語」や「大いなる神」も衰退し始めました。同時に環境問題＝経済拡大の行き詰まりも見え始めます。80年代には「ブランド信仰」という表現も生まれました。「信者」以外の人が嘲笑的に使っていたのですが、振り返って見れば、どのブランドも「ブランド神話」を必ず持っています。アジア的、先住民的神々とも響き合う、その後の情報生態系の神々の顕現とも流れを一にしています。

これは皮肉ではなく、歴史や民族文化を超えて普遍的な、宗教以前的信仰生活・宗教性に通じるのではないかと思うのです。〝小さな神々〟が遍在する「デジタルアニミズム」の生態系となったと言えそうです。

〝過敏化〟〜〝オタク化〟〜そして……

圧倒的な情報の流れの中に身をおき、いつなにが起きるか分からない環境に棲む身にとって、環境情報の動きに敏感に反応しながらもどんどん受け流す、身心の〝過敏化〟は、良くも悪くも不可欠な環境適応といえます。

オタク化も、特定の情報領域にのみ感度高く応答する情報への適応スタイルです。応答の質は、ただの趣味というよりも生活スタイルであり、情報化時代の文化領域を創造、拡大してきたといえます。２０００年代には「オタクスタイル」がマンガ・アニメばかりでなく、〝裏街道〟からさまざまな領域で〝表舞台〟にも浸透しました。

一方で、特定の領域にのみ応答するスタイルは、「フィルターバブル」「エコーチェンバー」（特定の情報のみに囲まれるＳＮＳ的特性）と言われるような閉鎖的な情報環境に陥りやすくもあり、排他的・差別的〝ダークサイド〟に堕ちる可能性も出てきます。

２００７年iPhone発売、２０１０年代以降には情報端末の主流は、パソコンからスマートフォンという〝身につけるもの〟になってきました。身心はインターネットと常時接続になりました。スマホを覗き込む猫背姿勢は「スマホ姿勢」とも呼ばれるようになりましたが、このまま姿勢が固まると胸がすぼまって、吐く息が浅く、少し

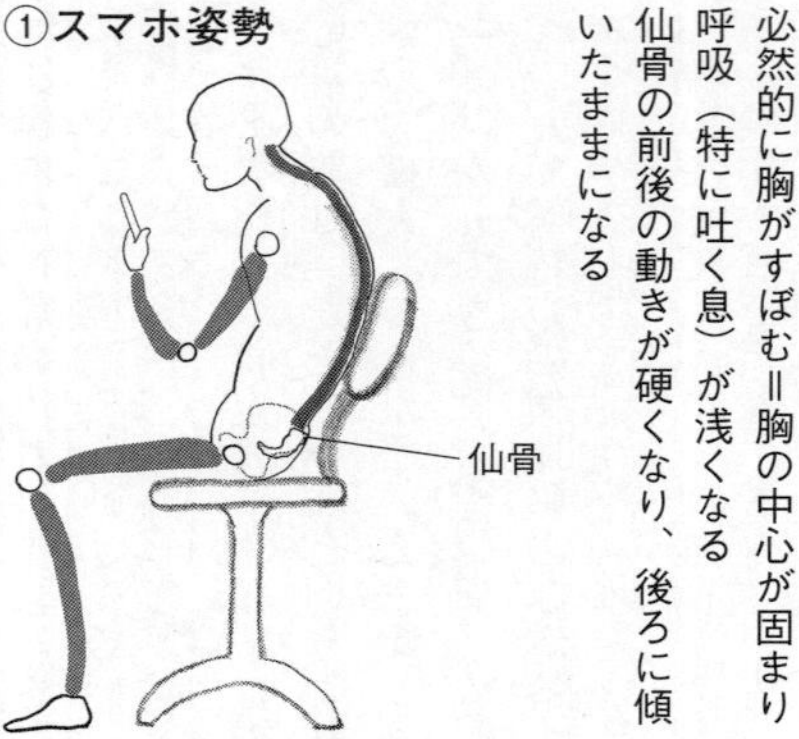

①スマホ姿勢

必然的に胸がすぼむ＝胸の中心が固まり
呼吸（特に吐く息）が浅くなる
仙骨の前後の動きが硬くなり、後ろに傾いたままになる

だけ吐いて、すぐまた息を吸う＝「息を飲む」呼吸パターンになります。過剰に息を吸う「スマホ姿勢」【図①】は、なんとなく息苦しい＝不安感とともにヴェールが掛かったような視界、薄い現実感を増幅します。意識は別世界にジャンプしやすく、ゲームやメタバースの世界にも〝没入〟しやすくなります。身の周りの〝リアル〟よりも、場合によってはメタバースのリアルのほうに現実感があるのです。

整体の現場では、呼吸が浅くなって固まった胸をゆるめると、呼吸（とくに吐く息）が深くなると同時に、頭が涼しくなって視界が明るくなり、生き生きとした感じ、ライヴ感が身体の中から立ち上がります。身の周りのモノや生き物や人とのつながりのリアリティが感じられます。

環境情報への仙骨の応答・腸骨の応答

仙骨の応答　前へ＝是＝yes、留まる―退く＝非＝no

環境情報への応答―判断―行動は、通常は仙骨の前後の動きが基本です。

この仙骨の前後の動き【次頁図②】が合理的判断に連動するのが基本で、安定性があります。判断に先立って胸中心部の情報センサー（膻中―胸椎5番）が感応し、それにリンクして仙骨が前向き・留保・後ろ向きの動きで応答するのが基本です。

しかし、今日の情報スピード環境では胸のセンサーの応答に仙骨の前後運動がついていけず、疲れてフリーズしてしまうことが多すぎるわけです。物事の判断の前に情報を取りに動く＝情報の受け取りと判断が行動的につながっていた時代（牧歌的近代社会）は合理的判断のしやすい情報環境でした。情報のカオスに呑まれて受け身にならざるをえない情報環境では仙骨も身動きがとりにくいのです。

直感的即応　腸骨の応答

そこで合理的判断より速い応答と行動が必要になります。ここで求められる反射

②仙骨前後運動　「前向き＝yes」「後ろ向き＝no」

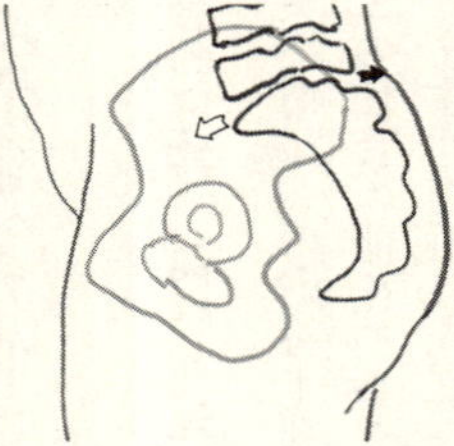

⇦「前向き」な反応をする時、仙骨は頷くように前に傾く

➡「後ろ向き」な反応をする時は、仙骨はのけぞるように後ろに傾く

③腸骨の動き　初動

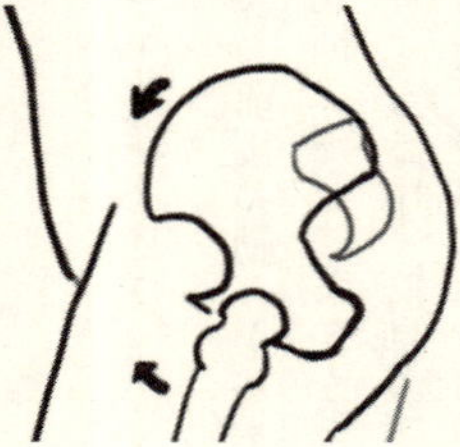

腸骨の基本動作＝脚が前に動く＝腸骨が前に傾く

あらゆる動きの初動にある腸骨の動き

動作の即応性（＝直感行動・判断）・動作の微細性（＝平衡感覚・消化管感覚）を生む

的・本能的な動きは、仙骨の動きに先行する左右の腸骨の前後の初期動作から生まれます。左右の重心移動を起点にする圧倒的自在性がそこにあります。とくに「想定外」の事象が起きたときです。

例えばサッカーなら、ドリブルで真っ直ぐ前に走るときは仙骨の前後運動が中心ですが、フェイントで相手を抜いたりする動きは左右の腸骨の前後運動による前後左右の重心移動を起点に俊敏かつ自在に動くのです。相手にとってフェイントは、「想定外」の動きになりますが、想定外の動きに出会ったときに応じる動きも、フェイントの動きと同じく腸骨の自在な動きから生まれます。

この腸骨の動き【図③】は、身体の重心が右へ動くときは右腸骨が前に傾き、左に動くときは左腸骨が前に傾きます。また身体が前に（当然重心も前へ）動くときも、右か左への重心移動が起点になります（＝右か左の脚が持ち上がる＝同側の腸骨が前に傾く）。つまり前後の動きも左右の動きも常に腸骨の動きが先行するわけです。

この腸骨中心の歩き方が近代以前の歩きの基本だったことは第Ⅰ章で述べました。動物の進化をずっと遡れば、魚類の泳ぎ（＝体幹を左右になびかせて前に進む）と同じ始原の動きです。体幹が左右にくねくね動くことと消化管がうねるように動くこともリンクします。魚を側面から見ると、鰓から尾びれの近くまで続く線が見えます。側線と呼ばれる感覚器です。水流や水圧や電流も感じると言われ、平衡器でもあります。

ヒトの体側には側線はありませんが、魚の側線感覚の微かな痕跡があってもいいような気がします。体幹の左右の動き＝腸骨の前後の動きは、側線的な直感応答を生むものだと思います。

胸の応答の複層化／消化管―腸骨と連動する胸の動き

めまいと情報環境の変動

21世紀に入って、気候変動と共振するかのように情報環境が変動しました。20世紀末までは膻中―胸椎5番の過敏化で情報センサーの働きを高めながら身心の情報適応を図ってきました。

すでに第Ⅱ章で見てきたように、2000年代に入ってからは、めまい症状が多発するようになりました。

めまいという平衡感覚の不安定は、乗り物酔いで経験されるように、気持ち悪くなってひどければ吐くといった、消化管の動きと連動します。

周りの空間と身体の間の相互作用の中に平衡感覚は立ち上がります。平衡感覚の安定は身心の安定そのものと言ってもよいと思います。そして消化管の動きは「腑に落ちる／落ちない」といった感情レベルや身体レベルに関わる深い納得」、認知と関わっています。

地殻変動も気候変動も身体を揺さぶり、コロナ禍のような生活環境の変化も身体を揺さぶり、情報生態系の変動にも、身体は揺らぐのです。2000年代、私たちはめくるめく空間を生きてきたわけです。

スマートフォンの登場によって、ネット環境への接続はパソコンのような〝据え置き〟から、身に付けるものになった。これに同期してSNS環境も拡大しweb2・0と呼ばれる情報環境になりました。

情報に対する応答スピードは急加速し、胸の中心（膻中）だけでは間に合わない状況になり、平衡感覚的＝消化管的感覚も動員されることになりました。

共感とヘイトも、真実とフェイクも、崇めもバッシングも、感情レベルの応答で瞬時に拡散するようになりました。メディアリテラシーのような合理よりも、フェイクの持つ非条理で感情（消化管的）レベルの浸透力の方がずっと強力なのです。

情報ネットワークといった人工環境的なイメージよりも、身体と深く結びついた情報生態系というイメージの方がピッタリくる時代になったわけです。

２０００年代には、生物レベルの生態系でも、鳥インフルエンザが世界的に何度もパンデミックを起こしています。新型コロナのパンデミックも当然それと生態系的に連続しているはずです。

コロナ禍の情報生態系の中では、マスク派・反マスク派、ワクチン派・反ワクチン派などなど、一見合理的（科学的？）な主張のように見えながら、互いに全く噛み合わない、感情レベルの主張が飛び交いました。合理の入り込む隙間はそこにはなかったと思います。

情報生態系の中では合理主義は影が薄い。論理そのものであるプログラミング、アルゴリズムの集積であるはずの情報系ですが、身体が織り込まれた情報生態系の中では良くも悪しくも共感＝身体の共鳴・共振が主導的になるわけです。

いつ何が起こるか見えない地殻変動・気候変動も、情報生態系の変動も、同様に「想定外」の非連続な動きの連鎖です。この中で生き延びるために必要なのも、消化管的感性＝腸骨の自在な動き＝直感になります。

期せずして脳腸相関という概念も２０００年代に浮上しました。腸は、食物という体外の動植物と接する場であり、腸管免疫系―腸内細菌叢は合わせて体外の生態系と連続する体内の生態系です。また腸は中枢神経系とは別立ての独自の神経系（内在神経＝広い意味での脳）を持ち、脳と全く同じホルモンも生産しています。つまり腸管は自立した免疫―神経―内分泌系を持つ生命体とも言えるわけです。

肚《はら》が物を言う時代

腸管の安定した運動性と身心の気分の安定が連動することは、整体の現場で日々観察されます。例えば十二指腸の動きが停滞すると、考えも停滞してぐるぐる同じところを廻りやすくなります。分かっていても止められません。逆に十二指腸が動き始めれば考えも前に進みます。

腸内生態系の安定が心の安定にリンクすることも近年の研究で明らかになっています。腸管＝肚が表舞台に躍り出たこと自体が環境変動と情報生態系の時代性の表れです。腸管の働きが、脳よりも機敏に生き抜くために不可欠な判断・即断を生む。大脳の判断よりも腸管の判断のほうが生命の危機に際しては機動的かつ強靭である。合理主義が崩壊し、フェイクとリアルが混沌とする情報生態系の変動期を生き抜く〝肝〟の働きがここにあります。

ここにある非条理の領域には、直感的正しさと雷同的共感の間には明確な区別がありません。〝腑に落ちる〟深い納得につながるのか、〝鵜呑み〟にして違和感をどこかに抱えながらも反射的に同調してしまっているだけなのか、紙一重といえます。

胸にわずかにつかえるような違和感は日常から大切にして、〝不味い〟と思ったら選択を替える準備は常にしておく必要もあります。意気込んで飲み込んだときも、胸のつかえがないか、肚の気分がいいかどうかが大事です。

ただ、それだけだと怯えて生きているだけになってしまいますから、もう一方で、達成感や人から受ける高評価のような分かりやすいものとは別の、肚にスッと静かにおさまるような、自分にとっての日常的で些細な体感的気分の良さを大切にすれば間違いないと思います。

胸の働きのバージョンアップ

2000年代の情報生態系変動の中で、情報センサーとしての胸の働きにも環境に応じた動きがありました。

情報生態系の中で消化管的応答が台頭するのに連動して、身心の応答センサーは膻中―胸椎5番に加えて、玉堂―胸椎4番のダブルセンサー仕様に再構成され、バージョンアップされてきました。

玉堂穴は膻中穴のすぐ上にあり【202～203頁図④⑤】、その真裏の胸椎4番とリンクしています。感情的に煮詰まると、玉堂―胸椎4番が固くなり「胸につかえる」「胸が詰まる」感じがしたり、実際に食べ物が胸につかえるように感じます。もっと微妙な、理屈にも言葉にもならないが何かもやもやする、胸に引っかかるような違和感も、玉堂の緊張から生まれます。その違和感には、後になって意外な理由のあることが分かる、という経験は誰にもありそうです。こういう消化管（食道）的な胸の感覚がこれからの時代にはさらに切実になりそうなのです。

胸の応答が複層的に（膻中＝中心部＋玉堂＝側面〜下部）なったわけです。玉堂―胸椎4番は消化管（食道）の動きに関わると同時に感情が宿る領域です。膻中のすぐ上の穴（ツボ）玉堂を中心に胸の側面〜下部（上腹部を含む）が一体で動きます。魚の鰓の動きに似ています。肋骨を鰓としてイメージしてみてください。鰓ほど大きくは動きませんが、肋骨の側面が開いたり閉じたりするような動きをします。

胸椎4番を中心に胸が緊張すると横に広がって平らに硬くなり、食道の動きも停滞します。リラックスすると胸の下の方がすぼまって丸く柔らかくなります。第Ⅱ章でもお話しした胸椎11番（ムネとハラの間の身構えスイッチ）も連動してオン―オフします（胸椎11番は膻中の動きにも呼応します）。

胸のダブルセンサー膻中・玉堂の働きとともに連動する骨盤の動きを整理

胸／呼吸―胸の中心―膻中＋胸椎5番―情報センサー――距離感―危機（不安）感⇔安全（安心）感―進退・利害（yes／no）判断（合理的）―腰椎5番・仙骨（＝腰仙関節）と連動

胸／食道（消化器）—胸の側面—玉堂＋胸椎4番—感情・直感センサー（腑に落ちる⇕落ちない）—平衡感覚（めまい、ムカムカ感、モヤモヤ感、違和感⇕スッキリ感、落ち着き感—即時的・野生的判断（津波てんでんこ／直感）〜「腑に落ちる」深い納得感、判断を超える決断（「腹が据わる」）—胸椎4番—腰椎2番—腸骨と連動（身体のあらゆる動きの初動）【図④⑤】

④玉堂—膻中—みぞおち—胸椎4－5－11番

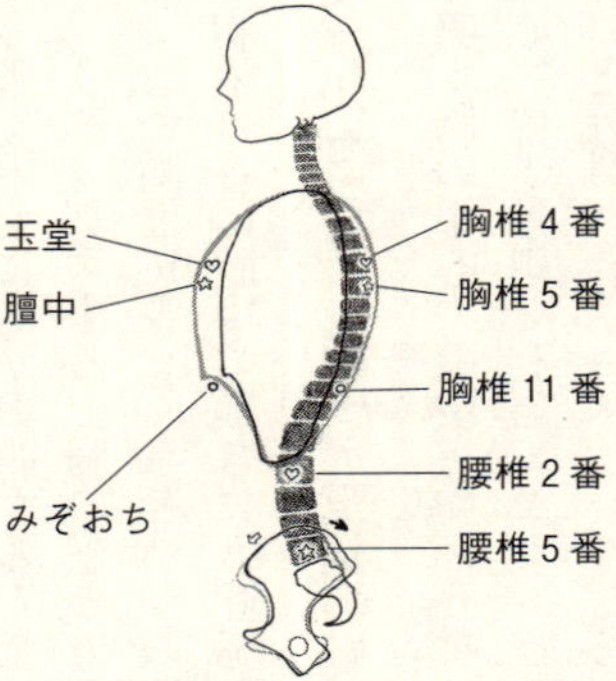

横から見た胸と腰椎（黒線は胸が詰まった時の形状。グレー線は胸に弾力がある時の形状）
玉堂　胸椎４番　腰椎２番（連動する）
膻中　胸椎５番　腰椎５番（＝腰仙関節）（連動する）

⑤胸がつかえる—玉堂の緊張

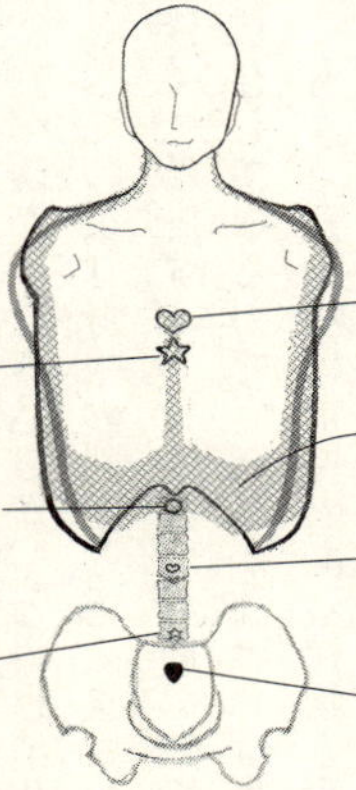

♡玉堂—腰椎２番—平衡感覚—消化器の働き
☆膻中—腰椎５番（腰仙関節）—呼吸運動
（黒線＋グレー領域）：胸がつまると肩が持ち上がり、胸は硬く平べったくなり、胸の下のほうが横に広がる
（グレー線）：胸に弾力があると肩が下がり、胸の上のほうが広がる。胸全体に丸みと立体感が出て胸の下のほうが細くなる
下腹（＝丹田）の中心：胸に弾力があるほど下腹が引き締まり、身心が安定しやすくなる

息をすること、食べることは間違いなく生きることの一番の基本です。息を殺して、感覚を研ぎすますという言い方がありますが、これは胸の中心の膻中を中心に身の周りの空間に気を張りめぐらせる働きと言えます。ヒトにとっても、野生の環境なら身の周りの危険に対する早期警戒センサーの働きもしますが、一方で社会環境の中では、人やものごととの距離を測ること、進むか退くか、あるいはことの是非の合理的判断の基礎になる反応でもあります。

もう一方の、食べるか、飲み込むか、という消化器的判断は、身体の奥深くから生まれる生き物としてのより野生の判断と言えます。即時的スピード感も持つが、一方で、身体の奥深くで吟味するような深い判断の側面もあります。例えばヒトは言葉と大脳的判断に依存しているので、知識がなければ毒性のある植物も食べてしまいますが、牛でも馬でも、草食動物は毒性のある植物を食べません。ヒトもそういう〝野生の勘〟を少し取り戻す必要があるということでしょう。

第Ⅱ章ですでにお話ししてきたように、胸中心部の弾力も、胸側面の弾力も、猛暑に対応して胸をゆるめて放熱しやすくなることにつながります。21世紀には情報環境的にも、気候環境的にも胸の弾力が求められているわけです。

〝野生化〟第3のサバイバル軸

この数十年いろいろな人を観てきた経験の中では、災害や病気などで、それまでの日常が失われた後の復興や回復の過程で、身体の中から世界とのつながり感、生き直す〝希望〟が湧き上がるのも体感的に観てきました。

この〝変動の時代〟、日常の崩壊と復興が繰り返されるサイクルをサバイブするスタイルとして、身心の過敏化とオタク化という軸に加えて、より能動的な軸が生まれつつあるといえそうです。身の危険を察知して、考える前に動く、「津波てんでんこ」のような身構えが生まれつつあるのだと思います。頭を使う情報処理とマニュアルに沿うばかりでなく、それを超えて生き物としての直感を起動して動く〝野生化〟というべき軸です（「想定外」の環境変動に応じる胸脇―上腹部の消化管的感受性と連動します）。

「自己家畜化」あるいは……〝野生化・本能化〟

高度に編まれた情報システム、インフラ、サプライチェーン、リスク管理システムなど、高度化するほど安全性が高まるはずなのですが、体感的・気分的な実感とは相当の乖離があります。たとえば統計的に犯罪件数も凶悪犯罪も減っているのですが、逆に犯罪に対する不安の方は高まっている。防犯カメラが増えるほど安心感が高まるかといえば、実感は逆に振れる。昔は防犯カメラが監視カメラのようで嫌だという人がかなりいたが、カメラが増えることを望む・歓迎する人が増えていると言われます。理屈ではなく体感的不安なのです。しかも同時に「もっとカメラを」というシステムに対する〝依存性〟（中毒性）も見えるわけです。監視社会への警戒や不安と逆のシステムへの依存傾向です。

50年前と比べたら明らかに若者の暴力性や尖った気分は薄くなっています。攻撃性が現れやすいのはリアル空間ではなくネット空間の中に移ってきています。面と向かって言い争ったり、怒鳴り合ったりすることは少なくなった反面、しつこいクレームやネットいじめは増えています。50年前はむしろ安心して怒鳴り合える人と人の間のつながりがあった。逆に近年のほうがつながりはデリケートに、あるいは薄くなって、互いに傷つきやすく、孤立しやすくなっているともいえます。

２００１年にはＤＶ防止法が生まれ、さまざまなハラスメント（セクハラ、パワハラ、モラハラ）も〝浮上〟します。共同体的つながりと同時に、その中にあった権力関係（上下関係）や制約も薄れたお陰で、無自覚的に続けられていた暴力（＝ハラスメント）が目立ちやすくなってきたのだと思います。地域共同体の網の目の中で縛られもしていたが助けられてもいた家族・子育ても孤立化して、縛られたり監視されたりもしないが、助けられたり見守られたりもしなくなり、暴力も歯止めが利かなくなりました。育児についても〝ワンオペ〟が常態化するようになったことがDVやネグレクトを生んだともいえます。少なくとも50年前は幼児が独りで遊んでいてもネグレクトとは言われませんでした。近所のおじさんやおばさんがそれとなく見守ってくれていたのが、逆に今になって分かるようになりました。

制約であると同時に相互ケアシステムでもあった共同体が弱って、替わりに巨大で高度なシステムに依存するようになった。医療や介護などのケアは人の手が最も関わる領域ですが、それも家族や身内やご近所の手からケア専門職の手へ置き換わってきています。さらに〝生産性〟を高めようとすれば、睡眠、排泄、食事などが情報管理され自動化され、〝人の手〟を離れていくようになるでしょう。

体調、気分、趣向を情報管理され、データ（＝栄養・薬剤）を自動給餌され、「オタク部屋」あるいは「情報バブル」という〝子宮壁〟に包まれたような空間の中で胎児化することを望むのか、システムに守られた〝家畜・ペット〟に似た枠に自ら納まるか、あるいは情報生態系を自在に動きまわるべく野生化するのか？　身体感覚で判断することになるでしょう。

システムが高度化するほど保護されている側の依存性が高まること、また一方で高度化し〝身の安全〟が守られるはずなのに、その裏でコロナ禍の「医療崩壊」に見られたような〝崩壊〟の体感的な不安にも、どう適応して生きていくのか、日々問われている気がします。

高度システムから落ちこぼれる不安と表裏一体の「〝スペック〟を常に高めなければいけない」という強迫にも囚われやすくなります。システムの恩恵の範囲からこぼれ落ちる人に対する「自己責任論」もこの辺りから生まれているのでしょう。

いつ何が起きるか分からない時代、生産の拡大と幸福が結びつきにくくなった時代、整体の現場で身体はどのように応答してきたのかを見てきました。

その中で身体の〝野生化〟という適応軸が浮かび上がってきました。

ＡＩの登場によって、ルールや規格が明確な領域では人知がＡＩに代替されることが多くなりそうです。その意味でも、これから必要性が高まるのは、マニュアルには収まらない〝想定外〟への直感的・体感的対応、不確実な現実への「津波てんでんこ」的な対応の方でしょう。

情報生態系＝熱帯雨林的能動空間を自在に移動する。山川を自由に行き来する。場合によっては、大きな流れを渡る。

環境変動の激流に身を晒しながら、時には何かにしがみつき、またある時は脱力し

⑥変動の中の身体の応答

変動に対して身構える（緊張・集中）

↓

流動化＝気がゆるんでくると
右半身からゆるみ始める（様々な症状が出る）

↓

骨盤を中心に全身がゆるみきって
身心をリセットする（脱力 → 回復）

↓

再起動

環境変動への身心の適応とは

① 胸に充分な弾力があり膻中と玉堂（危機に対する敏感なセンサー）が適正に働く

② ①と連動する肚のバランス＝上虚下実（第Ⅰ章41ページ図⑤）

③ 仙骨のなめらかな動き（合理的判断）＋腸骨のなめらかな動き（野生の直感）

て浮身をとる。そんな自在な身のこなしを私たちは身につけつつあるのだと思います。

骨盤の大胆な開閉が身心のリセット・再生を生む

コロナ禍の観察記録（参照：ｎｏｔｅ「身がまま整体　気響会」）の中でも、とくに21年春、22年春・夏、23年春の骨盤の〝大開放〟は、その過程で様々な症状を呈しながらも、長く続いた無意識の〝身を護る構え〟の脱力、リセット再生への動きだったと見ることができます【図⑥】。

要するに〝身を護る構え〟が続いて、疲れが溜まった身体を回復する動きだったわけですね。

たとえば、「腰砕け」のような骨盤の大きなゆるみから生まれる「ぎっくり腰」的腰痛によるリセット。典型的「ぎっくり腰」（＝仙骨と腰椎5番のあいだがガクッとずれる「すべり症」）とは違って、腸骨がガクッと広がって多くの場合後ろにも傾きました。

すべり症の「ぎっくり腰」は放っておいても1週間くらいで楽になるが、本格的にガクッとゆるんだときの腰痛は治まるまでに1〜2ヶ月かかる場合もあります。腸骨が後ろに傾いた結果足腰が痛くなったり、足の運びがギクシャクして小幅になったり、重くなったり、すぐ脚が疲れて歩けないといった「脊柱管狭窄症」と言われるような

⑦猛暑への適応で大きく動いた骨盤

胸に熱がこもり大きくゆるむ骨盤↔胸がゆるんで放熱、縮む骨盤

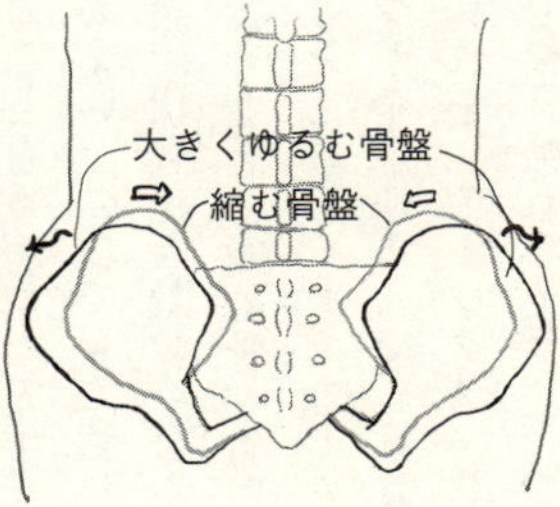

胸にひどく熱がこもると骨盤はゆるんで広がるが、胸がゆるんで放熱すると骨盤は縮む
あるいは骨盤がゆるんで腸骨が思い切り左右に広がりきると、一転してギュッと縮む
→胸はゆるみやすくなる

⑧胸に熱がこもって大きくゆるんだ後頭部↔胸がゆるんで縮む後頭部

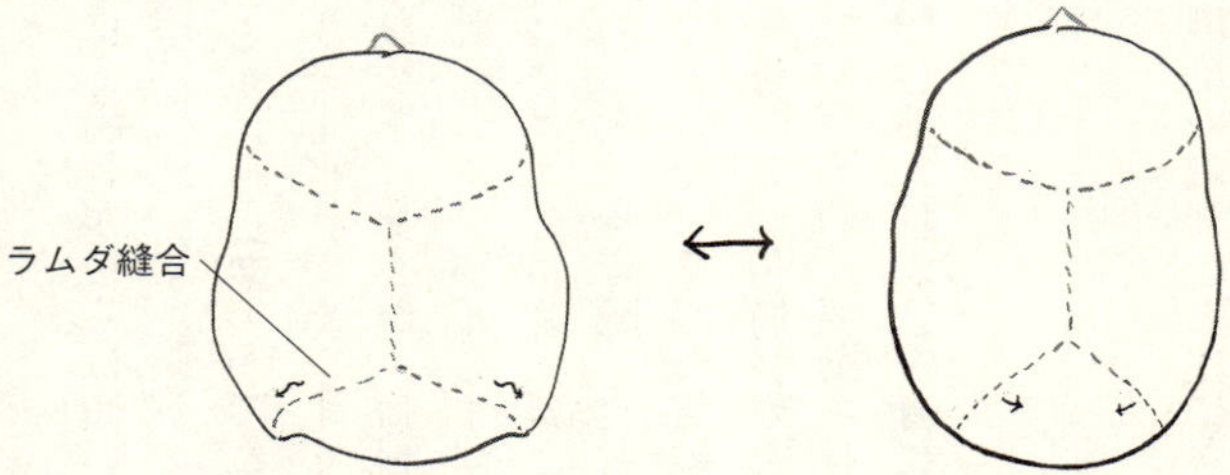

広がると凹んで平らになり
ラムダ縫合に段差ができる

縮むと丸みが出て
引き締まる

胸にひどく熱がこもると後頭部がゆるみやすくなる
(忙しかったり、緊張感が強くてゆるまない場合もある)
後頭骨のつなぎ目（＝ラムダ縫合）が横に広がる（ゆるむ）
＝後頭部が平べったくなる（凹む）
(頭がボーッとしたり、眼が疲れやすくなる＝半熱中症)
胸がゆるんで放熱すると縮む→縮むと後頭部に丸みが出て引き締まる

症状になることも多かったです。

また「めまい」の項でもお話ししたように、腸骨が後ろに傾いて股関節が固まると、めまいの諸症状も起きやすくなるわけです。

骨盤を始めとして頭蓋骨、肩甲骨も大きくゆるむ【図⑦⑧】と、痛み症状以外にも、頭がボーッとしたり、眠くなったり、アレルギー症状が出やすくなったりもしますが、身体のネジが全部ゆるんで一旦ガタガタになって、身心が〝強制休養〟状態になり、溜まった疲れを〝デトックス〟して、再起動へスタンバイします。

この〝身構え疲れ〟、ただ無駄だったわけでもないと思うのです。

2000年代の社会で、情報の異常な量的拡大に身を晒し、大量の情報に敏感に応答しつつも軽く受け流す身体の過敏化が進みました。極端な気候変動やパンデミックは環境の情報が量的拡大だけでなく、不確実性（いつ何時《なんどき》何が起きるのか読めない）が拡大して、質的にも変動したということです。質的な変動を身に受けて、身構え↕脱力リセットを繰り返す中で、変動に対応できる〝何か〟を身につけてきたように感じます。

とくに過敏な体質の人たちはどうなる？

こんな変動に見舞われて、とくに日常の環境の微細な変化にも即反応しやすい過敏な体質の人たちはどうなるのだろう？　さぞかし激しい反応を起こして、大パニックになったかと思いきや、それは余計な心配でした。意外にも大丈夫というのが実感なのです。

いつ何が起きるのか読めない大きな変動の前には、意識されることがないような微かな予兆があるようなのです。予兆に、より能動的に先進的に応答して、下腹にポッと炎が灯るような感じといえばいいでしょうか？　そこから集中の身構えが生まれ、節目で脱力・リセットしてさらに何かを身につけ直して再生するという流れが、むしろハッキリ見てとれる気がしています。過敏な人たちは「炭鉱のカナリア」とも言えますが、群れの中で最初にダイブする「ファースト・ペンギン」と言ってもいいと思うのです。

〝野生軸〟の再起動

腸骨の動きの硬化と躍動（日常の喪失と野性の再生）

人類は直立二足歩行を獲得したことによって〝知〟を発達させてきたと言われています。今では、とくに近代以降に作り上げてきた安全で高度な人工環境に大きく依存して生活するようになりました。昔と比べればずっと安全で快適な生活環境にいるわけです。ところが私たちは合理的「想定」の枠組みに囚われ依存して「想定外」の事態に弱くなり、むしろ不安を常に抱えているように見えます。

⑨四足歩行動物の場合

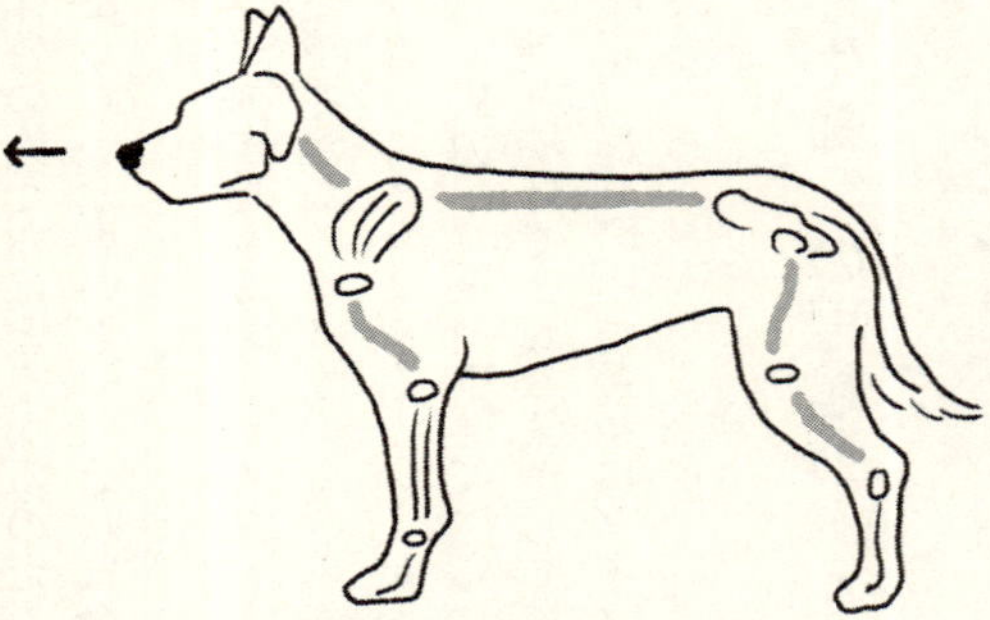

体軸と前に進む意識の方向が一致している

「巨大地震」や、「コロナ禍」、「100年に1度の大水害」、「ウクライナ侵攻」「ガザ戦争」など「想定外」が実際に立て続けに起きる「変動の時代」に必要なのは、何万年もの先史時代の環境を生き抜いてきた人類にとって普遍的な〝身構え〟――地震や津波のような不意に襲ってくる変動にも即応する「津波てんでんこ」と言われるような、〝野性の勘〟で行動する〝身構え〟です。

四足歩行動物の場合、尻尾から頭へ向かう体軸と、前方を向く意識の軸は一致しています【図⑨】。一方直立二足歩行のヒトの場合は、体軸と前方意識は基本的に直交しています。この体軸と直交する視界が〝知〟を生むともいえます。問題はこの視界に依存しすぎると、足元を見失うということです。「想定外」の事態に直面して、知的マニュアルが機能しないとき、過剰な知的視界が直感的行動の邪魔をすることが大いにあるわけです。

そこで意識軸と体軸を重ね合わせて、野生の視界と意識＝〝野生軸〟をときどき呼び起こしておくことを提案したいのです。

野生軸＝野生の視界を再起動するメソッド

首を思いきり反《そ》らせて視界・意識軸を体軸に合わせる＝**〝野生軸〟の目線になる**。実施してみると体感できますが、視界は明るくライブな空気感になります。逆に言うと現代の私たちの生活環境の中では視界が暗くデッドな空間に包まれやすいということでもあります。

頭と首のあいだをゆるめる【次頁図⑩】

（まずは頭＝意識のコントロール過剰を脱力する）

何かに集中しようとしたり、注目しようとすると、顎をぐっと引いて首を立てます。首を立てるという〝ヒト的意識〟のカギをまずは外しにかかります。

このメソッドは平衡感覚の安定（めまい対応）、足元の安定、気分の落ち着き、足

⑩頭と首のあいだをゆるめる

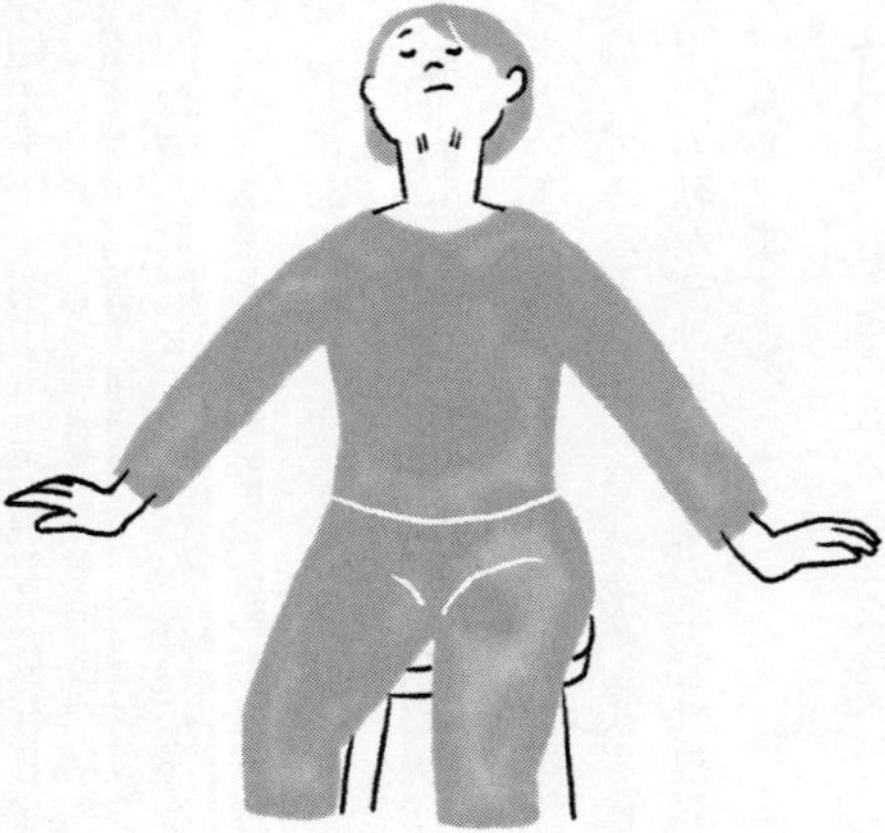

手首を反らせて横に広げる
首をぐっと反らして体軸方向（頭の上・天空方向）に視線を向け、意識の方向と体軸を重ねる
さらに口を閉じると顎の下の筋肉（＝舌骨筋）が突っ張る感じになる
反らした首をゆっくり（５呼吸ほど数えながら）戻してゆく
首が一気にゆるむと頭から急に気の流れが下りて、くら〜っとすることもある
（とくに立っている場合は「脳貧血」を起こすこともあるがそのまましゃがめば大丈夫）

腰の軽さ（脊柱管狭窄症対応）、環境の変動への柔らかな身構え・自在な応答へつながります。

ここから始まる変動の時代の身体――基本の〝き〟

その1　コロナ禍で初めてわかった〝股関節折りたたみ〟の重要性

ここで〝股関節の折りたたみ〟という方法についてお伝えしましょう。

まず、股関節の柔らかさと言うと、いわゆる〝開脚〟をイメージする人が多いと思われますが、〝派手〟なわりに日常動作の中では思ったほど重要な要素ではありません。大切なのは、股関節のなめらかな〝折りたたみ〟なのです。

このことについては、私もこれまでそれほど大切な要素だということに気がついていませんでした。ところがコロナ禍の環境の中で、その切実さを思い知らされたのです。とくに「行動制限」の影響を受けた高齢者は、加速度的に股関節の動きが劣化しました。働き盛りの人でも、リモート・ワーク環境では股関節の硬化が目立ちました。

社会全体を高所から見れば、あるいは客観性を重視すれば、人のあらゆる動きを少なくする「行動制限」は合理性がありました。ところが一人ひとり、その時々の現場から見ればのっぺりと一律にはいきません。

完璧に〝自己規制〟してもまったく思い当たるフシがないのに感染した人も多いというのが概ねの実感だったのではないでしょうか。感染を避けられるかどうかだけでなくトータルに〝大丈夫〟かどうかということは、合理的判断というよりは直感的体感的判断、あるいは運？　の方が大切だということが分かりました。コロナ禍のような想定外のことだらけの環境では合理的判断では間に合わないということを多くの人たちが実感したのではないでしょうか。

これまでもお話ししてきたように合理的判断と結びつく身のこなしは、近代という時代の中で身につけられた仙骨の動きをテコにする〝近代歩き〟の身体感覚です。合理的想定に基づく範囲の行動判断と〝スピード感〟を持った動きにマッチしていました。

想定外の事態に直面したときに必要な直感的判断には〝近代歩き〟の身のこなしに基づく合理的―直線的動きでは間に合わないというのが実感なのです。

そこで必要なのが近代以前には基本だった〝ナンバ歩き〟の自在な身のこなしです。近代以前のものとはいえ、絶滅したわけでもないことも見てきました。

ここで大切なのが〝ナンバ〟的動作を駆動する股関節の滑らかな動きでした。

そこでキモになるのが、体幹の姿勢の安定性をボトムで生み出す股関節の内側の筋肉の働きでした。いわゆる「インナーマッスル」（とくに下腹＝骨盤の内奥で動く大腰筋と腸骨筋）です。ここでの問題は、この下腹内奥の筋肉を意識的には動かせないということです。古くから工夫されてきた呼吸法（腹式）もこの筋肉を駆動する工夫ともいえます。しかし、呼吸を意識した途端に呼吸そのものがぎこちなくなって、うまくいかない人も多いのが実際です。

〝股関節折りたたみ術〟【220〜221頁図⑪⑫】は下腹＝骨盤一体の深い呼吸をいわば〝強制的に〟導く方法でもあります。股関節を充分に折りたためば、胸で呼吸することが難しくなり、嫌でも下腹で大きく呼吸が始まるのです。同時にこの下腹＝骨盤呼吸で骨盤内奥の腸骨筋・大腰筋が自動的に動き始めます。

〝股関節折りたたみ〟の効用

効果は第Ⅱ章と第Ⅲ章でお話ししてきたように多岐にわたります。

あらためてまとめておきましょう。

足元の安定　平衡感覚（体性感覚）の安定　めまいの予防　足腰が軽くなる　胸脇をゆるめて身体全体を涼しくする（猛暑対応）　あらゆる動作がなめらかに軽くなる　直感判断と自在な行動を生む　空間把握・現実感の安定　認知症の予防　微妙な間合いを測る＝ゆるやかな共感と共鳴を生む

⑪股関節折りたたみ＆野生軸再起動　1

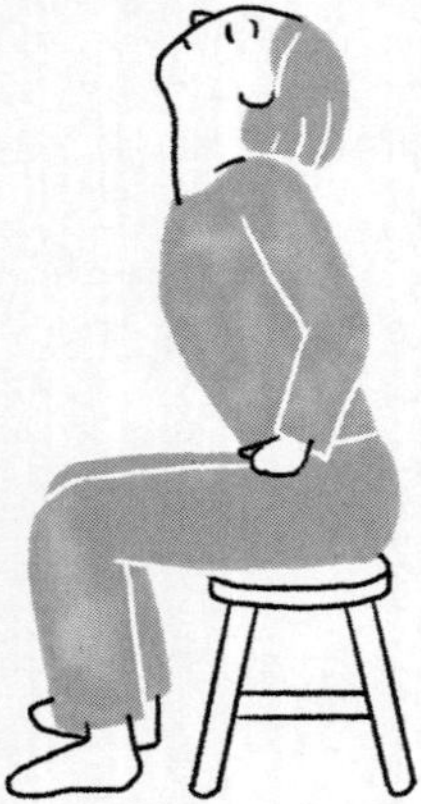

指先を腿《もも》と腸骨前側の出っ張りのあいだに差し込むように置く（股関節がちゃんと折りたたまれていることを確認するため）
首を思い切り反らせて意識を真上に向ける（＝体軸と意識の方向を一致させる）
グーッと前屈していく（このとき首とともに胸もなるべく反らす）
骨盤（腸骨）と太腿のあいだ（＝股関節）が折りたたまれて指先がギューッと挟まれるまで折りたたむ
充分に折りたたまれると一旦呼吸が止まる
しばらく待つと自然に下腹で大きく呼吸し始める
その呼吸を３～５呼吸ほど数える
腿の付け根～下腹が温かくなる

⑫股関節折りたたみ＆野生軸再起動　2

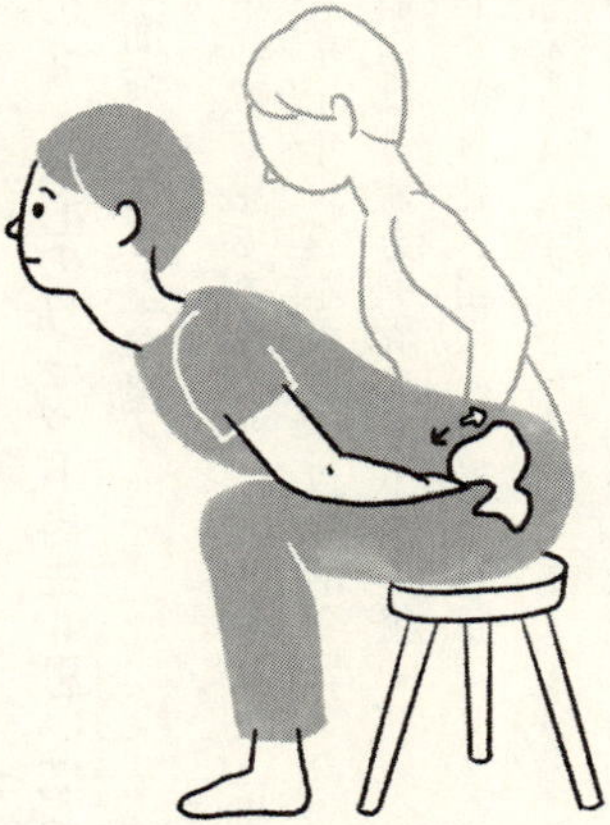

反らしていた首を戻しながら、逆に顎をグッと引くようにすると自然に姿勢が起き上がる
はじめはスーッと起き上がり、途中残り３分の１くらいのところで動きを一旦止める
そこから一息ごとにごくゆっくり戻していく（再び下腹で自然に深い呼吸になる）
眼の周りがスーッとする、頭が涼しくなる、下腹が温かくなる
骨盤がスッと自然に立っている感じがする

その2　身心のリセット再生＝思い切った骨盤の開閉（血海と足三里が働く）

第Ⅱ章で見てきたように、血海と足三里の季節を超えた活動は2000年代とくに2011年東日本大震災以降活発になりました。

血海は骨盤を引締めて下腹の集中、気合を促し、足三里は骨盤をゆるめ体表の気の流れを活性化、排泄、発散とリラックスを促します。

気候の大きな変動を生きる身体の智恵の現れと言えるでしょう。コロナ禍と2023〜24年の桁外れの猛暑で身体が思い知ったあるいは目覚めた？　ことは、大変動の時代を生き抜くためには、必要に応じて思い切り集中して思い切りゆるむことでした。この身心のメリハリのある切り替えは、整体的見地からいえば骨盤の思い切った開閉運動です。血海と足三里の高い活動が骨盤の動きの弾力とメリハリをこれからも支えていくことになりそうです。

その3　〝共鳴性倫理〟を生む身体空間

膻中を中心とした胸の充分な弾力と、胸脇から身体の側面のしなやかさが、環境適応のカギであることをさまざまな側面からお話ししてきました。

すでに1980～90年代から情報環境適応の中で、膻中を中心に前後空間の距離感、先々のことの兆候への微細な感知については、身心の過敏な症状という〝副反応〟を伴いながらも、身についてきたといえます。この過敏性が適度に働けば人とのあいだでも、環境とのあいだでも共鳴・共感が生まれます。つまりうまくいけば気分の良いつながりが生まれるわけです。つまりちょうどよくいくかどうかが問題です。

コロナ禍以降の〝激動〟の中では、さらに腸骨―股関節のなめらかな動きと平衡感覚、左右空間の重要性が際立ってきました（前述のように股関節の折りたたみのなめらかさがその基礎になる）。これは胸の中心＝膻中による前後の距離感調整による環境適応を〝側面援助〟するものでもあります。すでに述べてきたように環境変動に対して、より機敏で自在な応答を生みやすいというわけです。

元々胸脇を柔らかくして放熱しやすくする身体の応答は、真夏の前後7月と9月に敏感になる傾向がありました。ところが近年の猛暑化で真夏期間が長くなり、胸脇をゆるめる＝腸骨―股関節の動きをより柔らかくなめらかにする＝身体の側面全体を涼しくする切実さがすごく高まったのです。これは身体の左右空間の広がりを豊かにするということでもあります。

ヒトの左右に広がる空間は、上下・前後空間と比べて、ずっと無意識的で緊張感の薄い空間です。対人的感覚でいえば上下関係や前後関係と比べてずっとゆるい位置関係です。「向き合わないで隣りにいる」「何気なく側にいる」感覚、共感＊共鳴領域であり、対立×敵対領域ではなく、回避領域―すり抜け―フェイント領域―共生・アニミズム領域と言えます。

戦い、競争し、勝ち抜く、一番になるという価値観をスルーし、衝突せず、向き合わず、身をかわしてぶつからずに共存する身体空間です。

草食動物的生存本能領域と言えるかもしれません。人工環境に守られ鈍ってきていた生存本能をリセットし、再起動することが、自然を征服しようとする近代的価値観を脱力して、弱き存在としてのヒトの原点を回復することにつながると思います。

そこでの自在な行動の元・淵源が、腸骨―股関節の滑らかな動きをテコにした身体感覚なのです。

２０１１年東日本大震災・原発事故以来、血海・足三里のチェックはずっとしつこく続けてきました。２０２０年のコロナ禍以後はさらに〝股関節の折りたたみ〟【図⑪⑫】を整体現場での必須項目にしてきました。

直線的に前へ前へと進んでいく「拡大再生産」の道は必ず行き詰まるときがやってくるのが宿命です。

21世紀、合理的に設定された直線的な道は、すでに詰んでしまっています。

しかしまた、この目の前が完全に行き詰まって思わず天を仰ぐようなときこそむしろ、辿るべき道筋を嗅ぎ分ける〝野生〟が舞い降りてくるチャンスだとも思うのです。野生軸を再起動して、右に左に身をかわしながら自在に進む、胸のセンサーと左右の腸骨の微細かつ自在な動きが道を拓きます。情報の嵐を「柳に風」の如く受け流し、足元では〝けもの道〟を切り開く、そんな身のこなしが求められているのだと思います。

とくに2010年代以降、繰り返し起きる骨盤の大きな開閉は、身心の再生・再編の動きです。昆虫の変態にも似ています。地中から出て木の幹に止まったセミの幼虫の背中が割れて羽化していく。そんな過程にも似ていると思うのです。ヒトも生物として、節足動物や爬虫類のような変態や脱皮のＤＮＡをどこかに隠し持っているかもしれません。幼生化↔羽化を繰り返しながら、環境変動への適性を身に付けていく。人類は何万年も〝変態〟を繰り返しながら生き延びてきたのではないかと思うのです。

生態系を侵蝕するだけでなく、次々に分断を生みながら破滅的な道を突き進む人間界の昨今ですが、身体の深み＝肚《はら》には、文化も宗教も価値観も超える、生命圏の感性が宿っています。

人と人、人と環境が共鳴・共生する生態系的〝共鳴知〟が身体の底から生まれて来ることに希望を持ちたいです。

あとがき

本書は、整体の現場で身心の動きを50年近く観察してきた中から、環境変動の時代を生きのびる〝身体の知恵〟を抽出して書き起こしたものです。社会の情報環境の変動にも気候変動に対しても、身体は区別なく応答し続けます。ただしそれを描写しようとすると、情報環境と気候環境の2つの側面に分けて構成し直すことが必要になります。

ここであらためて本書の流れを整理しておきましょう。

第Ⅰ章

「明るい未来」が薄れていく20世紀末の社会の行き詰まり。それを受けた息詰まる胸はどうなっていくのか。前近代の身のこなしであるナンバ＝腸骨歩きの復権が鍵になる予感も生まれます。

〔コラム〕「生命　千年のリズム」

変動を受けた身体の破調の動きを浮かび上がらせるために、環境変動時代の身体の底流にも息づく、千年以上にわたって刻まれてきた身体のリズムについてまとめました。

第Ⅱ章

2000年代の地殻変動、気候変動と2020年新型コロナパンデミック、2023〜24年「地球沸騰化時代」をしのいできた身体に起きた、めまいや熱中症などの特徴的「症状」と、適応・回復プロセス、そしてそこで磨かれてきたサバイバル術についても紹介しました。

第Ⅲ章

情報環境の質的変化と気候変動の時代に向けて、身体がただ受け身の対応だけでなく能動的な準備をしようとしています。この動きの中に3つの適応指標と、さらにその深みにある〝身体の教え〟を見出すことができました。

巻末年表

2000年代の環境変動、社会変動を受けた身体の動きについて、整体現場での記録を元に、年表にまとめました。

環境変動の時代をしのいでいくために、身体の知恵を汲み取る一助になれば幸いです。

＊この後、巻末に「巻末年表　２０００年代　環境変動と整体現場での身体観測」があります。

ちくま文庫

変動《へんどう》を生《い》きのびる整体《せいたい》
気候《きこう》、環境《かんきょう》の変化《へんか》を越《こ》えて

二〇二五年二月十日　第一刷発行

著　者　片山洋次郎（かたやま・ようじろう）

発行者　増田健史

発行所　株式会社　筑摩書房
東京都台東区蔵前二―五―三　〒一一一―八七五五
電話番号　〇三―五六八七―二六〇一（代表）

装幀者　安野光雅

印刷所　信毎書籍印刷株式会社

製本所　加藤製本株式会社

ISBN978-4-480-44007-5　C0177

本書は書き下ろし、文庫オリジナルです。

著者略歴

１９５０年、神奈川県に生まれる。東京大学教養学部を中退。「身がまま整体　気響会」を主宰。20代で体験した腰痛をきっかけに、整体に出会う。なかでも野口晴哉氏の整体思想に触発されながら、独自の整体法「身がまま整体」を創りあげる。

著書には『骨盤にきく――気持ちよく眠り、集中力を高める整体入門』『身体にきく――「体癖」を活かす整体法』『整体かれんだー――旬な身体になる』『女と骨盤』（以上、文春文庫）、『整体から見る気と身体』『整体。共鳴から始まる――気ウォッチング』『自分にやさしくする整体』『日々の整体　決定版』（以上、ちくま文庫）、『整体　楽になる技術』（ちくま新書）、『身も心もゆるめるおうち整体――身体リセットのタイミングをつかむ』（PHP研究所）、『姿勢をゆるめる――疲れない身体と心の整え方』（河出書房新社）、『生き抜くための整体』『呼吸を整える――整体から見る身体と心をリラックスさせる方法』（河出文庫）などがある。

ｗｅｂでは「身がまま整体　気響会」（ｎｏｔｅ）に折々の身体の動きを投稿しています。

巻末年表　2000年代
環境変動と整体現場での身体観測

以下は2002年より身体のその時々の特徴的な動きを記した私のノートと毎月のワークショップの記録から拾い上げたものです。

季節外れの反応のみ記してあります。季節外れの動きがやたらに目立ちますが、季節に連動する身体の基本的動きは底流にあると見ています。

アイコンの解説：
身体の応答の経緯を見えやすくするために際立つ反応のアイコンを配しました。

ゆるむ骨盤　右がゆるむ骨盤　縮む骨盤
手三里（肘の外側、少し手首寄り）（＝梅の花＝反応が強いときのアイコン—首・肩など上半身のリラックスに関わる）
足三里（＝桜の花＝反応が強いときのアイコン—全身のリラックスに関わる）
つかえる足三里（とくに反応が激しいとき）

血海（反応強—身心を切り替える、気を引き締める・切り替える）

のぼせて頭が熱くなる頭

（足元〜下腹が冷えてのぼせる場合、または春など身体がゆるもうとするときに頭から足への気の流れが強くなる中で、頭に流れが渋滞してのぼせる場合）

めまい

（「回転性めまい」「くらくらする」「足元がふわふわする」「（乗り物酔いのように）ムカムカする」など多様）

詰まる胸

（ストレスで詰まる場合、猛暑時に放熱しきれずに詰まる場合、身心がホッとゆるもうとする途中で詰まってしまう場合など）

（3）　巻末年表

	整体の現場での身体観測
2001	
2002	1月初旬、骨盤最も縮む時季にゆるむ より大きくゆるむ人 or ゆるみきって縮む人 1994年末〜95年初（阪神淡路大震災の前）以来7年ぶり。 （「何事が起きるのか？」片山ノート・メモより）
2003	1月初旬、**右手三里**敏感。　右半身が春先2月のようにゆるむ（冬・春同居という感じ） 12月、**右手三里**敏感、春先のよう
2004	1月、**手三里・足三里**敏感　右半身ゆるむ。頭皮ゆるむ 4月、骨盤の開閉の動き大きく激しい 12月、右半身ゆるみ＝春の反応。左は縮む＝冬の反応。頭皮ゆるむ（春の反応）

気候変動	地殻変動　世界情勢
	（2000年92年ぶり口蹄疫発生740頭殺処分） 9.11. 同時多発テロ 10/7〜アフガン戦争
1〜5月、記録的暖冬・暖春	
1月寒波、2月高温。暖春〜冷夏 7〜8月、仏中心にヨーロッパ熱波（死者数万人）。猛暑が2週間近く続き、仏で約15,000人、欧州全体では約70,000人が死亡したと推定 8月、台風10号室戸岬で最大瞬間風速69.2 m/s 9月、台風14号宮古島では最大瞬間風速74.1 m/s（風力発電設備3基倒壊）	3/19〜イラク戦争 3〜7月、中国中心にSARS流行（「濃厚接触」による感染、7月終息宣言） 79年ぶり鳥インフルエンザ（鳥→ヒト感染東南アジア中心） 9.26. 十勝沖地震（M8.0〜8.1）
2/22 東京21.6℃、大分25.5℃、2月記録的暖かさ 東京、4月観測史上最高の暖かさ 5月、東京真夏日3回。最高気温各地で記録塗り替え 6月も各地で平均気温最高。台風5個、最多 7月、「新潟・福島豪雨」。東日本、記録的猛暑	10.23. 新潟県中越地震 12.26. スマトラ島沖地震（M9.2）

2005	1月、引き続き春・冬同居 5月、パニック症状多い（胸つかえ） 5～6月、風邪から「咳喘息」（アレルギー）多い（本来春に高まるアレルギー傾向5～6月も高い） 11月、頭ののぼせ強くなる 12月、さらに強くなる
2006	**3月、春らしい春（2004・05年と比べると）** 10月、胸詰まる人多い（アレルギー・パニック症状） 12月、**右手三里・足三里**敏感（春の反応）頭のぼせ激しい春・冬同居。骨盤右ゆるむ
2007	1月、引き続き**右手三里・右足三里**敏感。（右）骨盤右ゆるむ 2月上旬から骨盤左もゆるむ（本来は3月以降） 冬らしい骨盤の縮みのないまま春のゆるみ 11月、**手三里**敏感。頭のぼせ強いめまい多い 12月も引き続きのぼせ強い
2008	1月、頭皮ゆるむ（真冬に春の反応）、骨盤もゆるむ 3～4月、頭から下りる気の流れ特に激しい 5～6月、春よりものぼせ傾向強い 春～夏の間ずっと**足三里**反応強い

8月、東京35℃近い日多く湿度も70～80%の日多い 12月、全国的に戦後最低気温	3.28. スマトラ島沖地震（M8.6） 8月、米ハリケーン・カトリーナ 05～06年、シーズン鳥インフルエンザ／殺処分600万羽（低毒性タイプだったが強毒性に変異の可能性を考慮して殺処分される） 12月、YouTubeサービス開始
1月、「平成18年豪雪」 2月以降暖春 7月、「平成18年7月豪雨」（九州～北陸）	7月、Twitterサービス開始 11.15. 千島列島沖地震（M8.3）
1月、暖冬 2～3月、気温変動激しい 8月、猛暑、全国101地点記録更新。東京8月平均気温29.0℃ 9月、残暑、全国64観測点最高気温更新	3月、PASMOなどサービス開始「電子マネー元年」 6月、米iPhone発売 9.12. スマトラ島沖地震（M8.5）
偏西風大蛇行 7月、観測史上3番目の暑さ	5.12. 四川大地震（M8.0）

	めまい多い 8～9月ものぼせ傾向続く（この間湿度の変動激しい） 9月に夏バテ傾向（胸に熱こもる）
2009	1月、暖冬だが真冬らしい骨盤の縮みっぷり。ただし早くも下旬には頭―骨盤右側がゆるむ＝**右手三里・右足三里**反応高まる（早めに春始まる） 2月下旬左半身もゆるみやすくなる（**左手三里・足三里**）（春の展開早い） 9月、下旬～骨盤ゆるむ人多い。11月骨盤ゆるむ人さらに多くなる（9割）。眠い。中旬より**右足三里**敏感化（右）気を通すと骨盤広がり切って縮むパターン続く 12月、**左右足三里**敏感なまま
2010	1月、頭皮ゆるむ（春の反応）。1月下旬**手三里・足三里右**の方がより敏感骨盤左右差大きくなる（春のパターン） 8月、上旬骨盤広がっている人多い（夏バテ） 11月、骨盤開閉傾向強い（気を通すとゆるみきって縮む） 12月中旬、**右足三里**詰まる（右肩甲骨・骨盤ゆるむ）（春の始まりの反応）
2011	1月、骨盤左縮み、右ゆるむ左右差大きい（2月的反応） 2月、腰椎2番（平衡バランスの要）硬い傾向、めまい起こす人もいる（地震の予兆反応？） 3月、震災後「地震酔い」または「乗り物酔い」的症状多発。

8月、中各地でずっと「大気の不安定」による局地的な激しい雷雨、豪雨 「平成20年8月末豪雨」太平洋岸中心に各地で大規模な水害、雷雨、停電 （我が家でも落雷で2回電気設備壊れる） 12月、暖冬	9月、リーマン・ショック
1月、暖冬。2月は特に暖かく、全国12地点で平均気温最高更新 4/11 太平洋側各地30℃近い気温 7月、「平成21年7月中国・九州北部豪雨」 8月、観測史上最も遅い梅雨明け	4～6月、新型インフルエンザ、パンデミック（鳥→ブタ由来のインフル→ヒト―ヒト感染へ。ただし結果的には病原性弱かった）
3月下旬～4月、寒暖差激しい（北極振動＝寒気の南下・北上激しい） 5～8月、熱帯夜48日記録更新。（94年以来）この間、熱中症搬送4万678人。死者数も急増1745人 9月、中旬35℃	2.27. チリ・マウレ地震（M8.7～9.0） 5月、ビットコイン流通始まる 4～7月、口蹄疫、ウシ・ブタ合わせて29万頭殺処分 4・5・10月、スマトラ沖地震 10月、インスタグラムサービス開始 12月、アラブの春始まる
	3.11. 東日本大震災＋福島原発事故

	花粉症、地震ショックで症状止まる人多い。震災3週後（4月初）から右半身ゆるみ始め、6週後（4月下旬）から左側もゆるみ始める。5月花粉症・アレルギー「復活」 **足三里詰まる** 6月、3.11震災後、横揺れショックで腰椎2番が硬直していたが、回復傾向 9月、過換気症状多い（胸詰まる） 3～10月、**胸椎4～5番くっついて固まる**（震災ショック） **＊これらの反応は主に首都圏に住む人たちのものなので、被災地の人たちの反応はもっと厳しかったと思われる** 10月、**足三里**反応活発（リラックス反応―本来は春の反応） 11月、胸詰まる過換気傾向 12月、骨盤ゆるみ気味、免疫系の不調
2012	1月、骨盤縮む（冬らしい反応）。ただし春のように頭のぼせて熱くなる 2月、足三里、膻中（胸中心）超敏感 3～4月、骨盤例年以上に大きくゆるむ（産後くらい広がる人も） 5月、**手・足三里、血海同時**に反応強い 7～9月、骨盤開閉傾向拡大（**足三里＋血海**） そのまま10、11月さらに12月もっと活発。特に12月下旬～骨盤開閉さらに大きくなる 仙骨の動き不安定（左下硬くなりやすい）
2013	正月明け、骨盤大きくゆるむ。左側の方が動き大きい（普通は右の方が動きやすい）。骨盤最も縮む時期だが、開閉の動き敏感で不安定。縮みきらない 2月、本来ゆるみにくい左大きくゆるむ 3月、**足三里左**のほうが反応強い（本来は右）**血海**も中旬まで反応強 4月に骨盤大きくゆるみ、5月に縮む（震災から丸2年後の節目、一応のリセット） 仙骨も少し弾力回復

6月熱中症搬送、前年の3倍 夏の熱中症搬送3万人超 7～12月、タイ大洪水 9月、台風12号「紀伊半島大水害」	3～4月、震度5以上の余震、東北各地、茨城、千葉、長野、静岡など連日のように続く 3.15. シリア内戦始まる 6月、LINEサービス開始 8月、リビア、カダフィ政権崩壊
「平成24年7月九州北部豪雨」 7月後半、猛暑。熱中症搬送前年より3000人増	4.11. スマトラ島沖地震(M8.6) MERS(コロナウイルスの一種)サウジアラビア中心
	3月、世界初の報告/鳥インフルエンザA型(H7N9)ウイルスのヒト感染事例(中国)(A型H5N1は1997年) 7月、メルカリ、リリ

	5～11月、**血海・足三里**とも反応強く続く 12月、**足三里鎮静傾向**（3.11後ずっと高反応続いていた）
2014	1月、**足三里**一旦鎮まる 2月、**足三里**再び敏感化（＋**血海**続く） 3～4月は**足三里**主導 5～11月、**血海**強い反応続く8月胸ゆるみきらず、胸に熱がこもる傾向（～10月） 11月、頭から下りる流れ激しくなる。**足三里**再び詰まり 12月、さらに強く首と腰椎1番硬くなる（春のよう）。右**足三里**強い反応。**血海**も反応続く
2015	1月、頭から下りる気の流れ激しい傾向続く。**足三里**反応激しく腰椎1番硬い（＝頭熱い）中旬から骨盤ゆるみ始め、下旬には大きく広がる 3月、花粉大飛散。胸も詰まりやすい 4月、中旬**足三里**より**血海**が高い反応 5月、**足三里**ようやく**鎮まる** 5～8月、**血海**ずっと反応 9月、めまい症状多発 10月になっても胸に熱こもり、過換気・アレルギー症状多い 11月、**足三里**詰まり **血海**激しい反応 **足三里**12月も続く春・冬同居
2016	1月、頭から下りる気の流れ春のように激しい。1～2月めまい起こす人多い 3月、身心興奮しやすく、骨盤ゆるみにくい傾向。4/10～**血海**反応強くなり骨盤縮む人多くなる（本来は最も**ゆるむ時季**）

7〜8月、大気不安定による各地豪雨 6〜9月、東京消防庁熱中症搬送4962人 11月、フィリピン、台風30号ヨランダ、観測史上最低気圧860hPa	ース
2月、北海道・東北・関東、暴風雪 8月、「平成26年8月豪雨」広島市の大規模土砂災害 (このころからニュースなどで「線状降水帯」という気象用語頻繁に聞かれるように) 11月、北米大寒波。ハワイで零下	西アフリカ、エボラ出血熱流行 3月、ロシア「クリミア侵攻」 3月、台湾「ひまわり学生運動」 9月、御嶽山噴火 9月、香港で民主化要求運動「雨傘革命」
1月、米北部「歴史的」暴風雪 7月下旬〜35℃連日。7/27〜8/21週で1万人超熱中症搬送（全国） 6〜9月、東京消防庁熱中症搬送4702人 9月、「平成27年9月関東・東北豪雨」	6月、韓国MERS感染広がる 9月、チリイヤペル地震（M8.3）津波警報で100万人超避難
3月、寒暖差激しい	2/6台湾南部地震（最大震度7）

	5月、連休終盤から**足三里**復活本来鎮まるアレルギー傾向4月よりも強まる。4月にゆるまなかった骨盤（熊本地震のショック？）ゆるみ直す感じ **足三里**～8月上旬まで活発 12月、頭からの流れ強く**足三里**詰まる大腿直筋（腿前外側）縮む
2017	1月、**足三里**詰まる2月中旬～骨盤左もゆるみやすくなる（本来3月の反応） 早く骨盤がゆるみ始めた割に、3～4月本来の骨盤の大きなゆるみ明確でない（**足三里**の抜けは良くなる）。4月後半早めに**血海**反応高まる（～8月） 9月、再び**足三里**詰まり（～10月） 12月、大腿直筋縮みやすい傾向
2018	1月中旬、**足三里**敏感に。大腿直筋縮みやすい傾向続く（～4月）。春の間、急に暖かくなると**足三里**詰まり。涼しくなると抜ける傾向 5月～、**血海**反応高まる（**足三里**は鎮まる） **血海**6・7・8月、反応5月よりさらに高まる（本来は5月中心） 9～11月、ずっと**血海**強い反応続く 11月頭から下りる気の流れ、春のよう（初旬のワークショップ、足三里の詰まり強い傾向（16人中10人）。大腿直筋張りやすい **足三里**10月からモニター続けたが、反応は個人ごとにバラツキも大きい **血海**12月も強い反応

西日本猛暑 8月、北海道・東北、台風による記録的豪雨 11月、寒暖差激しく、寒暖差アレルギー起きやすい傾向	4/14・16 熊本地震（最大震度7が2回、6強2回） 11月、ニュージーランド北カンタベリー地震（M7.8）
6～7月、中東・アジア・北米・南欧熱波 「平成29年7月九州北部豪雨」 8月、関東は梅雨のような雨・曇多い	1月、トランプ大統領就任 10月、TikTokサービス開始
1月、北米「スーパー爆弾低気圧」 西日本「平成30年7月豪雨」 7～8月猛暑。35℃以上連日。7月熱中症搬送5万人超（2010年8月の記録の倍）/死者124人 7月、史上最高気温41.1℃（熊谷） この夏熱中症による死者160人超 世界各地猛暑・山火事（偏西風蛇行―高気圧ブロッキング現象）北極圏で30℃超 9/4 台風21号（50m/s超の暴風） 10.1. 台風24号（記録的暴風）	6.12. 米朝首脳会談 6.18. 大阪北部地震 9.6. 北海道胆振東部地震（火力発電所の緊急停止から発生したブラックアウトにより全道295万戸が停電） 10月、PayPayサービス開始 11月、世界初のヒト遺伝子改変「デザイナー

2019	1月、インフルエンザ大流行 3月、**足三里**一時的に反応濃くなるが、下旬にはバラツキ。例年の春はリラックスすると頸動脈の動きが見えやすくなるが、今ひとつ 5月、腰痛、アレルギー、めまいなどの不安定感＝仙骨の不安定（前後に動くのが基本だが、捻れやすくなったり、動きに安定を欠く。おそらく疲れで左梨状筋硬くなる）目立つ **血海**高反応ずっと続く 7月、リラックス時の頸動脈の脈動見えにくい傾向続く（とくに左見えにくい） 8～10月、台風や大雨で高湿度続き、胸に熱こもり＝夏バテ。丹田の中心の力抜けている人、多いが、胸から発散すると丹田に力復活。頸動脈よく見える人も出てきたが、左側見えにくい
2020	3月、コロナ・パニック（対コロナ意識は大きくないようでも、異様な社会的不安に過敏体質の人は興奮）ずっと続く血海の反応の強さもこれ？花粉症出にくい（コロナショック？）。興奮度高くゆるみにくい傾向（とくに頭）胸椎11番硬くなりやすい。中旬・下旬、血海の反応はさらに強まる傾向。頸動脈よく見える人もいるが、左のほうが弱い傾向（←左斜角筋がゆるみにくい）胸椎11番―斜角筋緊張＝興奮

	ベビー」
仏7月、熱波。仏観測史上最高46℃（2003年以来　熱中症警戒システム） この年、世界中で異常高温（アジア、アフリカ、北米、南米も） 8月、九州北部豪雨（線状降水帯／各地点で観測史上最高記録） 9月、「令和元年房総半島台風（15号）」千葉県大停電 10月、「令和元年東日本台風（19号）」40年ぶりに死者100人超 （国内熱中症搬送前年よりは25%少ない）	3月〜香港民主化デモ（明確なリーダーや組織が存在しない＝SNS的） 12/4アフガン　中村哲医師殺害される 12月、中国武漢市の原因不明の肺炎の集団発生 (COVID-19)
「令和2年7月豪雨」東日本太平洋側、西日本の7月の月降水量、7月としては1946年以降で最多 中国、フィリピン、インドシナ、インド多雨	2/5横浜クルーズ船新型コロナ集団感染確認(2/19下船開始)。 3月、学校休み通達。様々なイベント中止。 4/7緊急事態宣言

	6月、斜角筋、舌骨筋（誤嚥・咳込み、呑気《どんき》）膻中も敏感＝不安感強まる 8月、胸―腰椎5番中心に硬くなる、ゆるめようとして骨盤広がるパターン（胸ゆるめると骨盤縮む）身体に勢いあるのに丹田の力抜ける人もいる。自粛疲れか？ 10月、過敏体質の人中心に仰向けで寝るとき足先が立つ傾向（＝身構え？）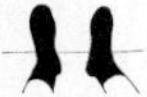 （リラックス時にも足先が立ってしまうという現象は、ショックに直面した個人に起きることはあるが、コロナ禍では同時に相当数の人に起きたのが特異的だった）
2021	股関節が固まる（大腿直筋縮む）傾向続く。“股関節ゆらし”勧める 3月、骨盤も大きくゆるむ傾向（去年の分も？） 大腿直筋張る傾向続く。胸部反応点敏感。血海高い反応続き、足三里つかえる人は少ない 4月、めまい、パニック発作など、骨盤ガクッとゆるみながら症状多発 8月、（強毒性コロナデルタ株の流行ピーク）以降、全身を脱力して**“流れに身をまかせる（投げ出す）”**印象（流れに抗する身構え＝戦う身構え＝身を縮め、胸椎11番引き上げ、足先を内向きに構える） 10月、骨盤春のように大きくゆるむ。（7〜9月コロナ第5波デルタ株収束でゆるむ？） 胸椎11番・斜角筋・みぞおちもゆるみやすくなる。頭から下りる気の流れ激しく、春のようにアレルギー症状、眠気 仰向けで足先が立って緊張していた人も少しゆるみやすくなる

北欧異常高温 アメリカ西部、カルフォルニア大規模森林火災 日本の2020年の年平均気温、1898年以降で最高	 2020～21年シーズン鳥インフルエンザ猛威当季の殺処分711万羽
3月末、3日連続20℃超え（気象庁記録）東アジア高温（香港の3、5、9月の月平均気温は、それぞれの月で1885年以降で最高） 6/14～関東梅雨入り 春～初夏低湿度続いたためか、梅雨の体感湿度高い 夏、中欧例年の2倍の多雨　米北東部～南部多雨　米北東部の8、10月の月平均気温それぞれの月で1895年以降で最高　中西部6～7月、熱波 8月中旬、西日本中心に豪雨ずっと続く （統計的には2018年が熱中症搬送のピークだが、実感としては19～21年のほうが増えている印象。熱中症の認識が広まって対応に慣れた？）	1/7コロナ緊急事態宣言 2月、福島県沖地震（M7.3震度6以上　東日本大震災の余震） 8月、コロナ・デルタ株（強毒株）流行ピーク（医療崩壊？　全期間

	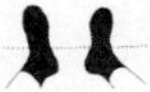 12月、骨盤ゆるみきってから縮む力も強まる
2022	寒さの割に、1～2月足（内踝）の冷え少ない傾向 3～4月頭、熱くなる傾向（のぼせ）強い（みぞおち硬くなりやすい）4月は骨盤大きくゆるむが、「ウクライナ侵攻」情報ラッシュもあり、みぞおちゆるみにくく、寒暖差アレルギー、腰痛など、不安定 5月連休明け～胸椎11番を持ち上げる“身構え”に通じる足の**3～4指の間の4指側の圧痛が鎮まりやすくなる**感触 仰向けで足先が垂直気味になりやすかった人も足先ゆるみやすくなる 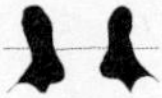 7～9月、猛暑＋高湿度で、胸ゆるみづらく、そのためか女性よりも“骨盤感度”が鈍い男性でも骨盤大きくゆるむ傾向（とくに8月～10月初） →暑さ＋高湿度バテ（「秋バテ」？） 10月、めまい症状多発（人生初めまいでMRI検査した人も数人） 11月、頭から下りる気の流れ10月より激しい。めまい症状多発 12月、平年的寒さだが、11月が暖かかっただけに体感的には寒い
2023	“内くるぶしすり合わせ”内くるぶし下→血海→丹田（仙骨2番）この冬は特に反応強い 2月中旬、手三里敏感 骨盤右側だけでなく、左側も早くもゆるみやすくなる（3月的反応）。全体的に大きくゆるむ傾向 3～4月、骨盤“大開放”（頭と骨盤は基本的には同期するが、忙しかったりストレスが強かったりして頭がゆるんで

	での重症者数ピーク）
1～2月、低温・低湿・晴天続く0～10℃前後。2/27急に暖かくなる18℃ 3月も少雨・低湿度 4月、寒暖差＋湿度差激しい 7月、ヨーロッパ熱波、南仏・ギリシャ・クロアチアなど森林火災 6/25～7/3東京35℃超（6/25東京熱中症搬送256人）6月の最高気温更新、東京9日連続35℃超（記録） 7月下旬～8月、35℃前後でも湿度下がらず、ずっと猛暑高湿度 9月も台風の影響などずっと高湿度続く 11月の暖かさ観測史上最高	コロナ・オミクロン株（高感染性弱毒株）感染者数　2月と8月にピーク 2月24日「ウクライナ侵攻」 3月、上海コロナ対策＝全面ロックダウン 2021～23年、アフリカ東部（ソマリア・エチオピア・ケニア＝「アフリカの角」）過去40年で最悪の干魃、深刻な飢餓（ウクライナ侵攻による小麦の不足も大きく影響） 10月、イーロン・マスクTwitter買収
22年末～23年初、21日連続降水なし（史上2番目）。2月も少雨乾燥。2月末から20℃近く続く 3/8～、20℃中旬すごく暖かい感じ。東京、桜2週間早く開花。下旬寒暖差激しい（15↔25℃） 4/19～21、東京25℃超（4月も寒暖差激し	コロナオミクロンBA5株、22年末～23年初ピーク（全期間での死者数のピーク） 年初中国コロナ規制一気に全廃 22～23年シーズン鳥

	ない人でも骨盤だけはゆるんでいる） とくに4月、胸の中から腕へ向かう流れ激しい（**膻中**—胸椎5番敏感）とくに小指に向かう流れが詰まりやすい（ツボでは**後谿**敏感） **血海**引き続き高反応 7月、早くも夏バテ傾向（胸熱こもり、頭・骨盤ゆるみ→胸ゆるめると頭・骨盤引き締まる 8～9月、ほぼ全員夏バテ（高湿度も影響）。自律神経、免疫系も不安定。皮膚炎、喘息などのアレルギー、倦怠感、呑気《どんき》傾向 血海は引き続き高反応～9月28日計90日間30℃超 胸熱激しくこもる　頭・骨盤大きくゆるむ。足腰痛み多い 10月上旬、気温・湿度とも急低下20℃台前半湿度30～50％（17℃の日も）。整体中に脚筋肉（冷えで硬くなっている）痙攣数例 11～12月も寒暖差激しい コロナ、インフル、風邪でも、熱が下がっても咳、鼻炎など長く続く傾向／アレルギー的症状
2024	1月中旬、**手三里**活発化 1月下旬～2月、めまい多発　**血海**は引き続き活発 2月、〈胸→手〉胸で流れ強まりやすい。 3、4月胸の反応さらに高まる。頭→足より目立つ（本来春は

い） 4～5月、一気にコロナ禍の社会的空気ゆるむ。とくに連休は一気に人出。コロナ前以上 6、7、8月、観測史上最高気温（日本～世界）線状降水帯多発日本各地記録的大雨 7～9月、高温だけでなく高湿度続く（2023年東京、真夏日90日猛暑日20日超） 7/27、グテーレス国連事務総長「地球沸騰化の時代」 インフル春に収束せず、夏も蔓延。8～9月、コロナ第9波 10月～、寒暖差激しい 冬インフル大流行（A型→B型）風邪も多い	インフルエンザ／殺処分数は過去最多1500万羽超（卵不足、価格高騰）世界各地域で鳥→哺乳類感染も確認 南欧記録的暖冬 1月、南スーダン大洪水 2月、トルコ・シリア大地震 南米アルゼンチン大干魃 4月、南アジア熱波 5月、日本列島M5以上の地震多発 7月、カナダ900万ha森林火災。欧熱波。ギリシャ森林火災、ハワイマウイ島森林火災 8月、南米冬にも関わらず熱波（ブエノスアイレス35℃超） 9月、モロッコ地震、リビア大洪水 10月7日、イスラエル・ガザ戦争
1～2月、寒暖差激しい（東京 2/20 23℃→2/23急落4℃） 1月、新型コロナ第10波（2月にはピーク超える） 23年末～24年劇症型溶血性連鎖球菌感染症	1月1日、能登半島地震M7.6 3～4月、アフリカ東部大洪水 5月、ブラジル南部大

頭→足の流れが主導）（長い夏への準備か？ 23年は4月から同様の反応）
3月、**足三里**活発化くっきり（2019年以来ずっと目立たなかった）5年ぶりに活発化。**血海**も引き続き活発
中途覚醒（悪夢や手のしびれなどの軽い過換気症状を伴う）増える（胸の高い反応と関連）。風邪も多く、解熱後咳長く続く（アレルギー的）傾向
5～8月、足三里さらに活発化
8～9月、熱中症的体調（めまい、だるさ、眼の疲れ、頭がボーッとする、脚の筋肉痙攣など）。頭・骨盤ともゆるみやすいが、胸をゆるめて放熱すると頭・骨盤とも縮む
秋以降も足三里活発な反応
胸に熱がこもる傾向11月まで続く。
10～11月、風邪などの発熱後数週間の咳や鼻炎続く例多い

激増（コロナ禍中は減少） インフル大流行。帯状疱疹多発。麻疹世界的流行 コロナ禍を経て免疫生態系変動。その他多くの感染症“復活” 2月より3月の方が寒い感じ。4～5月、寒暖差＋湿度も落差激しい 7月、観測史上最高の月平均気温 7月下旬～8月、35℃前後の高温続く（東京）、前年以上の記録的熱中症搬送 9～10月、観測史上最高の月平均気温 11月、寒暖差激しい	洪水 5月、インド50℃超を記録 6/17メッカ51.8℃、巡礼者、熱中症で千数百人死亡 7～9月、アフリカ中部、西部大洪水 9/21～23、能登半島豪雨 10月、スペイン東部豪雨・洪水